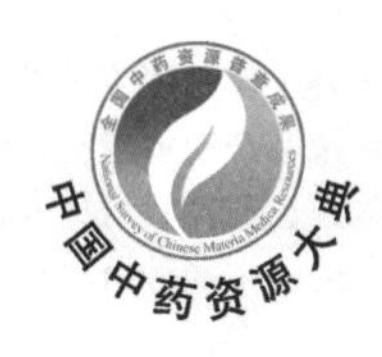

中国中药资源大典
——中药材系列
中药材生产加工适宜技术丛书
中药材产业扶贫计划

红花生产加工适宜技术

总 主 编　黄璐琦
主　　编　李旻辉　张春红
副 主 编　张际昭　刘旭云

中国医药科技出版社

内 容 提 要

《中药材生产加工适宜技术丛书》以全国第四次中药资源普查工作为抓手，系统整理我国中药材栽培加工的传统及特色技术，旨在科学指导、普及中药材种植及产地加工，规范中药材种植产业。本书为红花生产加工适宜技术，包括：概述、红花药用资源、红花栽培技术、红花特色适宜技术、红花药材质量评价、红花现代研究与应用等内容。本书适合中药种植户及中药材生产加工企业参考使用。

图书在版编目（CIP）数据

红花生产加工适宜技术 / 李旻辉，张春红主编 . — 北京：中国医药科技出版社，2017.11

（中国中药资源大典 . 中药材系列 . 中药材生产加工适宜技术丛书）

ISBN 978-7-5067-9534-0

Ⅰ . ①红…　Ⅱ . ①李… ②张…　Ⅲ . ①红花—中药加工　Ⅳ . ① R282.71

中国版本图书馆 CIP 数据核字（2017）第 204686 号

美术编辑　陈君杞
版式设计　锋尚设计

出版　中国医药科技出版社
地址　北京市海淀区文慧园北路甲 22 号
邮编　100082
电话　发行：010-62227427　邮购：010-62236938
网址　www.cmstp.com
规格　710 × 1000mm　1/16
印张　8
字数　72 千字
版次　2017 年 11 月第 1 版
印次　2017 年 11 月第 1 次印刷
印刷　北京盛通印刷股份有限公司
经销　全国各地新华书店
书号　ISBN 978-7-5067-9534-0
定价　21.00 元

中药材生产加工适宜技术丛书

—— 编委会 ——

—— 本书编委会 ——

主　　编　李旻辉　张春红

副 主 编　张际昭　刘旭云

编写人员　（按姓氏笔画排序）

王　杰（内蒙古科技大学包头医学院）
毕雅琼（内蒙古自治区中医药研究所）
刘旭云（云南省农业科学院经济作物研究所）
闫　暾（内蒙古科技大学包头医学院）
杨　敏（内蒙古科技大学包头医学院）
李旻辉（内蒙古自治区中医药研究所）
张　磊（内蒙古医科大学）
张际昭（新疆维吾尔自治区中药民族药研究所）
张春红（内蒙古科技大学包头医学院）
徐建平（内蒙古科技大学包头医学院）
龚　雪（内蒙古科技大学包头医学院）

序

我国是最早开始药用植物人工栽培的国家，中药材使用栽培历史悠久。目前，中药材生产技术较为成熟的品种有200余种。我国劳动人民在长期实践中积累了丰富的中药种植管理经验，形成了一系列实用、有特色的栽培加工方法。这些源于民间、简单实用的中药材生产加工适宜技术，被药农广泛接受。这些技术多为实践中的有效经验，经过长期实践，兼具经济性和可操作性，也带有鲜明的地方特色，是中药资源发展的宝贵财富和有力支撑。

基层中药材生产加工适宜技术也存在技术水平、操作规范、生产效果参差不齐问题，研究基础也较薄弱；受限于信息渠道相对闭塞，技术交流和推广不广泛，效率和效益也不很高。这些问题导致许多中药材生产加工技术只在较小范围内使用，不利于价值发挥，也不利于技术提升。因此，中药材生产加工适宜技术的收集、汇总工作显得更加重要，并且需要搭建沟通、传播平台，引入科研力量，结合现代科学技术手段，开展适宜技术研究论证与开发升级，在此基础上进行推广，使其优势技术得到充分的发挥与应用。

《中药材生产加工适宜技术》系列丛书正是在这样的背景下组织编撰的。该书以我院中药资源中心专家为主体，他们以中药资源动态监测信息和技术服务体系的工作为基础，编写整理了百余种常用大宗中药材的生产加工适宜技术。全书从中药材的种植、采收、加工等方面进行介绍，指导中药材生产，旨在促进中药资源的可持续发展，提高中药资源利用效率，保护生物多样性和生态环境，推进生态文明建设。

丛书的出版有利于促进中药种植技术的提升，对改善中药材的生产方式，促进中药资源产业发展，促进中药材规范化种植，提升中药材质量具有指导意义。本书适合中药栽培专业学生及基层药农阅读，也希望编写组广泛听取吸纳药农宝贵经验，不断丰富技术内容。

书将付梓，先睹为悦，谨以上言，以斯充序。

中国中医科学院 院长

中 国 工 程 院 院士 张伯礼

丁酉秋于东直门

总前言

中药材是中医药事业传承和发展的物质基础，是关系国计民生的战略性资源。中药材保护和发展得到了党中央、国务院的高度重视，一系列促进中药材发展的法律规划的颁布，如《中华人民共和国中医药法》的颁布，为野生资源保护和中药材规范化种植养殖提供了法律依据；《中医药发展战略规划纲要（2016—2030年）》提出推进“中药材规范化种植养殖”战略布局；《中药材保护和发展规划（2015—2020年）》对我国中药材资源保护和中药材产业发展进行了全面部署。

中药材生产和加工是中药产业发展的“第一关”，对保证中药供给和质量安全起着最为关键的作用。影响中药材质量的问题也最为复杂，存在种源、环境因子、种植技术、加工工艺等多个环节影响，是我国中医药管理的重点和难点。多数中药材规模化种植历史不超过30年，所积累的生产经验和研究资料严重不足。中药材科学种植还需要大量的研究和长期的实践。

中药材质量上存在特殊性，不能单纯考虑产量问题，不能简单复制农业经验。中药材生产必须强调道地药材，需要优良的品种遗传，特定的生态环境条件和适宜的栽培加工技术。为了推动中药材生产现代化，我与我的团队承担了农业部现代农业产业技术体系“中药材产业技术体系”建设任务。结合国家中医药管理局建立的全国中药资源动态监测体系，致力于收集、整理中药材生产加工适宜技术。这些适宜技术限于信息沟通渠道闭塞，并未能得到很好的推广和应用。

本丛书在第四次全国中药资源普查试点工作的基础下，历时三年，从药用资源分布、栽培技术、特色适宜技术、药材质量、现代应用与研究五个方面系统收集、整理了近百个品种全国范围内二十年来的生产加工适宜技术。这些适宜技术多源于基层，简单实用、被老百姓广泛接受，且经过长期实践、能够充分利用土地或其他资源。一些适宜技术尤其适用于经济欠发达的偏远地区和生态脆弱区的中药材栽培，这些地方农民收入来源较少，适宜技术推广有助于该地区实现精准扶贫。一些适宜技术提供了中药材生产的机械化解决方案，或者解决珍稀濒危资源繁育问题，为中药资源绿色可持续发展提供技术支持。

本套丛书以品种分册，参与编写的作者均为第四次全国中药资源普查中各省中药原料质量监测和技术服务中心的主任或一线专家、具有丰富种植经验的中药农业专家。在编写过程中，专家们查阅大量文献资料结合普查及自身经验，几经会议讨论，数易其稿。书稿完成后，我们又组织药用植物专家、农学家对书中所涉及植物分类检索表、农业病虫害及用药等内容进行审核确定，最终形成《中药材生产加工适宜技术》系列丛书。

在此，感谢各承担单位和审稿专家严谨、认真的工作，使得本套丛书最终付梓。希望本套丛书的出版，能对正在进行中药农业生产的地区及从业人员，有一些切实的参考价值；对规范和建立统一的中药材种植、采收、加工及检验的质量标准有一点实际的推动。

黄璐琦

2017年11月24日

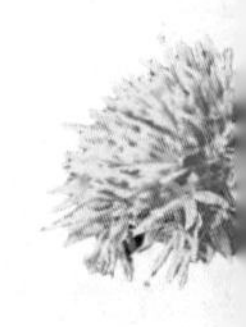

前　言

药材红花（本文中简称红花）为菊科植物红花*Carthamus tinctorius* L.的干燥花，是我国传统活血化瘀类中药材。随着世界范围内崇尚自然、回归自然热潮的兴起，人们纷纷把养生保健的目光投向传统医药。集药用、食用、染料、油料和饲料于一身的红花关注度也得到了大大提高，其需求量逐年增长。目前市场上的红花均来自于人工种植，据第四次全国中药资源普查统计结果显示，截止到2016年，中国红花的种植面积大概有49.95万亩，红花的科学栽培成为了必要的趋势。同时由于市场的引导，政府政策的支持及鼓励，使得新疆、云南等地红花人工栽培产业发展迅速，仅新疆塔城裕民县的红花种植面积就达15万亩之多。因此，为了更好地发展红花药材及其相关产业，并将其生产加工技术加以推广，内蒙古科技大学包头医学院、内蒙古自治区中医药研究所、云南省农业科学院经济作物研究所以及新疆维吾尔自治区中药民族药研究所的工作人员，在国家出版基金的支持下，共同编写了《红花生产加工适宜技术》，望能为广大读者提供一些借鉴与启发。

本书分为六章（第一章至第六章），第一章为概述，概述本书中的主要内容，让读者对本书所叙述内容有个初步了解；第二章为红花药用资源，主要叙述红花的植物形态特征及分类检索、生长规律及生物学特性、地理分布及产地变迁、生态分布区域及适宜种植区域；第三章为红花栽培技术，具体包括产区概况、产区红花的栽培品种、选地整地、选种播种、田间管理、病虫害防治及采收与产地加工技术；第四章为红花特色适宜技术，主要包括各产区内适合当地的一些特色技术环节；第五章为红花药材质量评价，主要叙述红花的本草考证和道地沿革、2015年版《中国药典》一部中对红花的规定以及目前产地市场和全国主要药材市场上红花药材的商品规格等级和混伪品鉴别情况；第六章为红花现代研究与应用，主要叙述近年来国内外学者对红花的化学成分、药理作用的研究成果以及目前红花在医药、食品、化妆品等领域的应用状况。此外，为了方便广大读者对本书的理解，我们以表格的形式对本书中的专业术语进行了阐述解释。

由于时间、参编单位及参编人员等原因，在红花栽培技术方面，本书此次只收载了新疆、云南、内蒙古3个地区红花的生产适宜技术（包括栽培技术和特色适宜技术），并不代表全国只有这3个省（自治区）为红花栽培产区或只有这3个地区适合红花栽培，望读者不要误解。

本书主要面向中药材种植的基层技术人员和种植农户，目的是更好地指导生产实践，发展红花药材产业。因此编写选材时力求贴近生产实际，多收载实用技术，语言表述上尽量做到通俗易懂，但是介于编者水平有限，书中难免有不妥之处，望广大读者谅解。

此外，本书中收载的红花栽培加工及相关技术，是依据文献调研和部分第四次全国中药资源普查现阶段调查数据，只起借鉴和指导作用，在生产中还应该结合实际，因地制宜，切莫盲从。

最后，提醒广大药材种植户，中药材种植前景广阔，但也存在一定风险，在种植前一定要周详考察，科学选址，先小规模试验，再扩大规模，避免盲从而造成不必要的损失。

编者

2017年7月

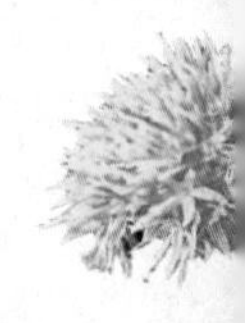

目 录

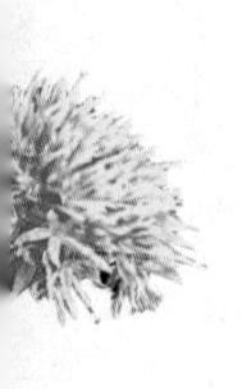

第1章

概　述

红花始载于《开宝本草》列为中品。性温，味辛，归心、肝经，具有活血通经、祛瘀止痛的功效，用于痛经、经闭、恶露不行、癥瘕痞块、跌打损伤、疮疡肿痛等。红花化学成分复杂，主要包括黄酮类、生物碱类、木脂素类、亚精胺类、甾醇类、有机酸类、烷基二醇类及多炔类等化合物，其中黄酮类化合物是红花中主要的化学成分。现代药理研究表明，红花有抗凝血、抗血栓形成、调节免疫、抗肿瘤等多种药理作用，在临床上主要应用于心血管系统、免疫系统等疾病。目前，红花除了应用于医药领域，还开发出多种含有红花的保健品、食品、化妆品等，具有广阔的前景。

红花在我国已有2100多年的栽培历史，是我国常用的传统的活血化瘀类中药材，年需求量在2000t左右。2015年版《中国药典》收载的红花药材为菊科植物红花（*Carthamus tinctorius* L.）的干燥花（不带子房的管状花），以花冠颜色鲜艳红亮、花质柔软者为上品。红花为喜光、耐旱、耐盐碱的一年生草本植物，生长周期为120天左右。红花在全球分布于大西洋东部、非洲北部、加那利群岛及地中海沿岸，在我国主要分布于新疆、云南、河南、内蒙古等地，新疆为我国红花的主产区。适宜区划研究表明，新疆的伊犁、塔城、昌吉等地区最适宜红花种植，此外云南的永胜、永德、昌宁、弥渡等地区也是红花种植的适宜区域。

除了上述关于红花的资源、分布、现代研究等知识外，本书还收载了红花主产区新疆塔城及其周边产区、云南永胜县及其周边产区以及内蒙古五原县及其周边产区的栽培与生产加工技术，包括产区概况、选地整地、选种播种、田间管理、病虫害防治及采收与产地加工等环节，总结并分析了各产区的特色适宜技术环节，旨在更好地指导生产实践，发展红花药材产业，具有实际的应用价值。而对红花药材的质量评价及商品真伪和分级的介绍，让红花的栽培结合市场需求，有的放矢。

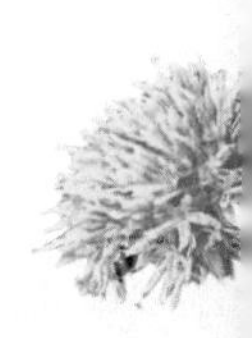

第2章

红花药用资源

红花是一种传统的药用植物，为我国常用的中药材，年需求量1500～2000t，出口量300～500t[1]。2015年版《中国药典》收载的红花药材为菊科植物红花（*Carthamus tinctorius* L.）的干燥花（不带子房的管状花），其质柔软，气微香，味微苦，具有活血通经、散瘀止痛的功效。红花的药用资源分布较广，在很多国家均有栽培，种植区分布在20°S ～ 47°N之间[2]，主要生长于沿海地带和半干旱地区。我国栽培红花已经2100多年，中国红花的主产区是新疆、云南、四川、河南、河北、内蒙古、浙江等地区。本章主要从红花的形态特征与分类检索、生长规律及生物学特性、地理分布与产地变迁、生态分布及适宜种植区域等几方面进行介绍。

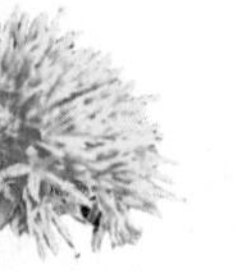

第一节　红花的植物形态特征及分类检索

根据《中国植物志》第78（1）卷[3]，红花的植物形态特征和分类检索如下：

红花*Carthamus tinctorius* L.为一年生草本。高（20）50～100（150）cm。茎直立，上部分枝，全部茎枝白色或淡白色，光滑，无毛。中下部茎叶披针形、披状披针形或长椭圆形，长7～15cm，宽2.5～6cm，边缘大锯齿、重锯齿、小锯齿以至无锯齿而全缘，极少有羽状深裂的，齿顶有针刺，针刺长1～1.5mm，向上的叶渐小，披针形，边缘有锯齿，齿顶针刺较长，长可达3mm。叶质地坚硬，革质，两面无毛无腺点，有光泽，基部无柄，半抱茎。头状花序多数，在茎枝顶端排成伞房花序，为苞叶所围绕，苞片椭圆形或卵状披针形，包括顶端针刺长2.5～3cm，边缘有针刺，针刺长1～3mm，或无针刺，顶端渐长，有篦齿状针刺，针刺长2mm。总苞卵形，直径2.5cm。总苞片4层，外层竖琴状，中部或下部有收缢，收缢以上叶质，绿色，边缘无针刺或有篦齿状针刺，针刺长达3mm，顶端渐尖，有长1～2mm，收缢以下黄白色；中内层硬膜质，倒披针状椭圆形至长倒披针形，长达2.2cm，顶端渐尖。全部苞片无毛无腺点。小花红色、橘红色，全部为两性，花冠长2.8cm，细管部长2cm，花冠裂片几达檐部基部。瘦果倒卵形，长5.5mm，宽5mm，乳白色，有4棱，棱在果顶伸出，侧生着生面。无冠毛。花果期5～8月（图2–1至图2–5）。

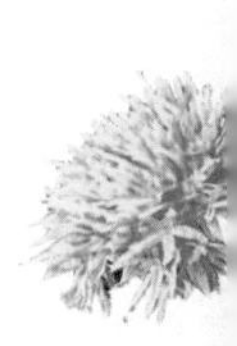

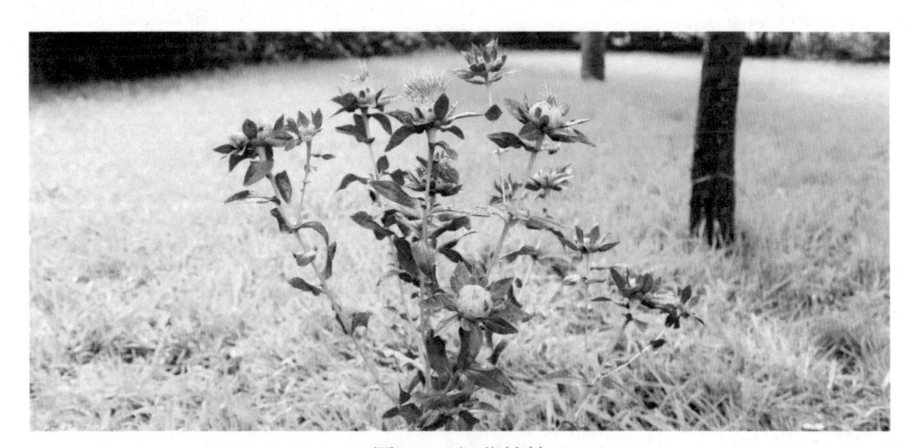

图2–1 红花植株

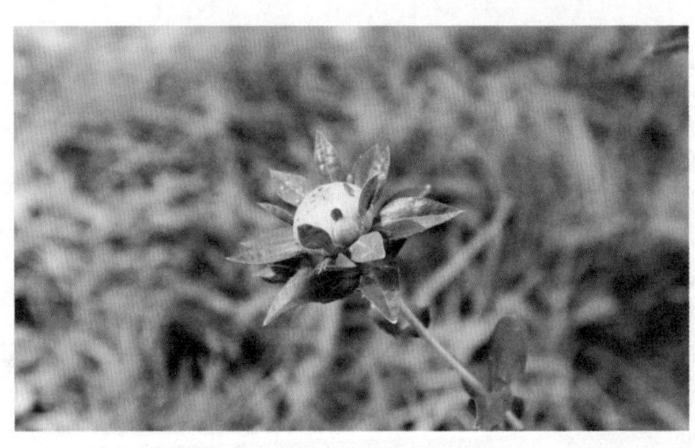

图2–2 红花花蕾

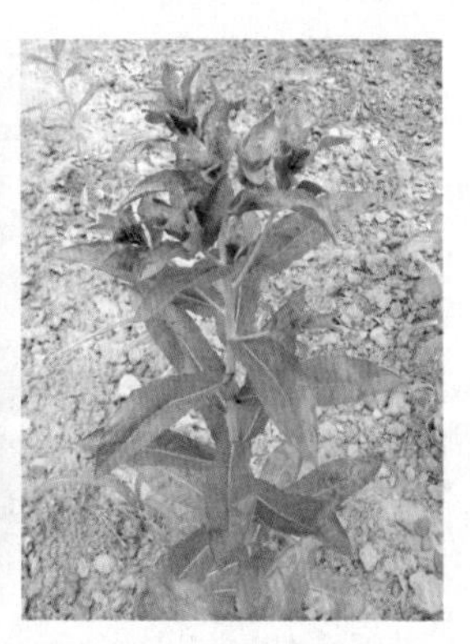

图2–3 红花叶子

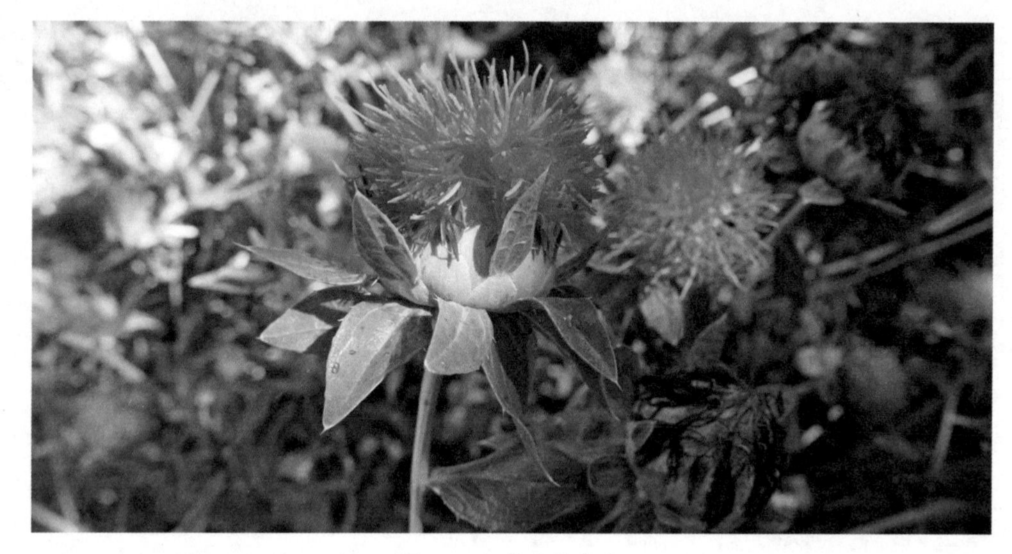

图2-4　红花头状花序

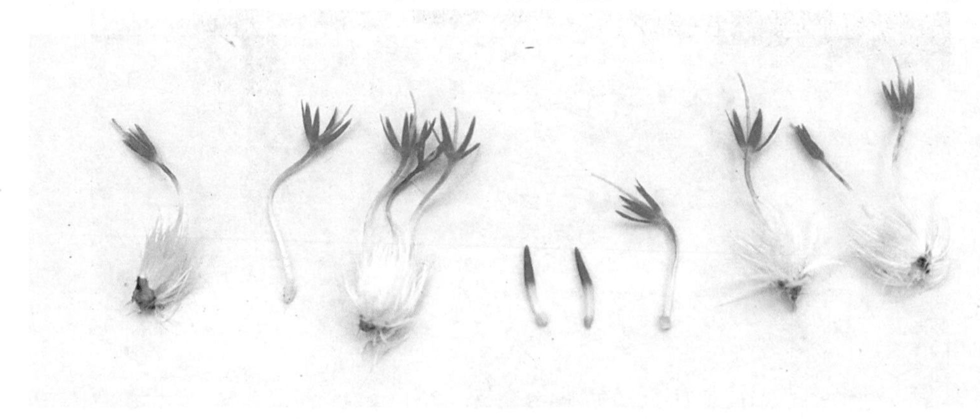

图2-5　红花花瓣解剖图

红花基原植物及其近缘植物分类检索表

1 头状花序全部为舌状花；舌片顶端5齿裂；花柱分枝细长线形，无附器；叶互生；植物通常有乳汁（舌状花亚科 Cichorioideae Kitam.）。

1 头状花序全部为同形的管状花，或有异形的小花，中央花非舌状；植物无乳汁（管状花亚科 Carduoideae Kitam.）。

2 花柱先端无被毛的节；头状花序盘状，无舌状花；花药基部锐尖，戟形或尾形；分枝先端截形，无附器，或有三角形附器；叶互生（帚菊木族Trib. Mutisieae Cass.，旋覆花族Trib. Inuleae Cass.，金盏花族Trib.Calenduleae Cass.）。

2 花柱先端有稍膨大而被毛的节，节以上分枝或不分枝；头状花序盘状，同形管状花，有时有不结果实的辐射状花；花药基部锐尖，戟形或尾形；头状花序有同形管状花，有时有不结果实的辐射状花；叶互生（菜蓟族Trib. Cynareae Less.）。

3 花丝无毛，但或有乳突；头状花序同型，全部小花两性；瘦果侧生着生面。

4 全部冠毛刚毛膜片状或无冠毛；头状花序为外围苞叶所包围 **红花属 *Carthamus* L.**

4 全部冠毛刚毛毛状，边缘锯齿状或糙毛状；头状花序不为苞叶所包围。

5 冠毛基部不连合成环，不脱落或分散脱落。

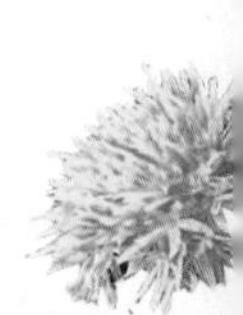

5 冠毛基部连合成环，整体脱落。

6 瘦果顶端圆形，无果缘；内层总苞片顶端有透明膜质附属物 ……………………………………………………………… **斜果菊属 *Plagiobasis* Schrenk**

6 瘦果顶端有果缘；总苞片顶端无透明膜质附属物。

7 花冠及瘦果无毛 …………………………………… **麻花头属 *Serratula* L.**

7 花冠及瘦果有白色柔毛 ………………………… **纹苞菊属 *Russowia* C. Winkl.**

8 总苞片顶端渐尖，无褐色膜质附属物；花药基部附属结合成管，包围花丝 ……………………………………………………… **山牛蒡属 *Synurus* Iljin**

8 总苞片顶端圆形，有浅褐色的膜质附属物；花药基部附属分离 ………………………

……………………………………………………………………漏芦属 ***Stemmacantha* Cass.**

3 花丝有毛或有乳突毛；头状花序同型，全部小花两性；瘦果侧生着生面。

9 冠毛刚毛毛状，边缘锯齿状、糙毛状或短羽毛状；总苞片极狭窄，针芒状，宽1mm；头状花序不为外围苞叶所包围 ……………………………针苞菊属 ***Tricholepis* DC.**

9 冠毛刚毛膜片状或无冠毛；总苞决不为针芒状；头状花序为外围苞叶所包围 ………

……………………………………………………………………红花属 ***Carthamus* L.**

10 全部植株，即茎枝、叶与总苞片光滑，无毛；花丝上部亦无白色柔毛；小花红色、枯红色；瘦果无冠毛 ……………………………… 红花 ***Carthamus tinctorius* L.**

10 全部植株，即茎、叶与总苞片被柔毛及腺点；花丝上部有柔毛；小花黄色；瘦果有冠毛 ………………………………………………… 毛红花***Carthamus lanatus* L.**

第二节　红花的生长规律及生物学特性

红花为一年生草本植物，根系发达，能够吸收土壤深层水分，适应性较强，具有喜光、耐旱、耐寒、耐盐碱、怕涝、怕高温、忌湿等生物学特性，适宜生长在气候温和、光照充足、地势高燥、排水良好、质地疏松的砂质壤土或夹砂土壤中。红花植株的生长发育会随着气候节律的变化而产生阶段性的发育变化，而且生长环境不同，其生长周期和发育习性也会有很大的差异。本节就红花的生长规律和生物学特性简单介绍如下。

一、生长规律

红花可以适应大部分地区的生态环境，喜温暖、干燥和阳光充足的环境，能耐寒和抗旱，但在阴凉、多湿和积水之地，植株生长受阻，花头发育不良，一般选地势高燥、排水良好的砂壤土为宜，对土壤要求不严[4]。现将其生长发育受土壤、水分、温度、光照、营养成分的影响简单介绍如下。

（一）土壤

红花对土壤的要求较低，它虽然能在各种类型的土壤上生长，但仍以在排水良好、土层深厚、中等肥沃的砂土壤上种植为佳，以油砂土、紫色夹砂土最为适宜[4]。

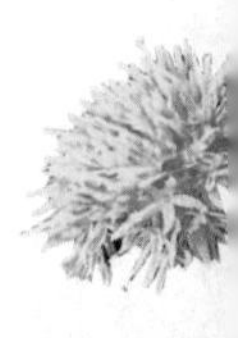

若将红花种植在砂砾土上，又缺乏水分，植株则生长得细、瘦，产量低；若将其种植在有水分供应的砂砾土上，植株则生长良好，但要获得较高产量还是以中性或弱碱性的砂质壤土或黏质壤土为最好。具有灌溉条件的土壤对红花的生长最为有利，而在干旱的情况下，具有蓄水能力的黏重土壤适宜种植红花，但土壤过分黏重、渗透性差、排水不良而又采用表面灌溉的地方，易引起根腐病，则不利于红花的生长发育[5]。

红花虽是一种比较耐盐碱的植物，但在高盐分的情况下，盐分会降低红花的发芽率、株高、茎的直径、每株花球数、每花球种子数和单位面积产量，而且种子的含油率也随着土壤盐分的增加而降低，盐分会促使红花提早成熟[6]。所以，盐碱量高的土地也不利于红花的生长发育。

（二）水分

红花抗旱怕涝，其根系较为发达，能够深入土壤之内来吸收深层水分。但是，从总体而言，红花对于水分的需求并不是十分旺盛，一般需要600mm的降水量，一旦水分过多，就会导致红花产量以及红花籽产油率呈现出大幅下降态势。

当然，红花在不同的生育期由于蒸腾面积及生理活动特性有所不同，对水分的要求和消耗也就各不相同。

（1）种子吸胀萌发时需水量相当大。因此，播种时一定要播于潮湿的土壤中，若遇旱天，播种应略深，以保证萌发时有足够水分。

（2）在苗期，红花叶片少，蒸腾面积小，气温亦较低，对水分的需求量不大，如遇极度干旱，应及时进行灌溉。

（3）当植株进入伸长阶段以后，对水分需求逐渐加大。植株进入分枝阶段，生长茂盛，叶面积迅速增长，生理活动加强，气温渐渐升高，蒸腾作用加大，日耗水强度也相应增大，需有足够的水分以促进花蕾的形成。

（4）红花在盛花期，生长最为旺盛，气温继续增高耗水量强度最大，这一阶段不能缺水，需要有充足的土壤水分，但空气湿度和降雨量均不能太大，否则影响红花的开花结果。

（5）在盛花期过后，红花对水分的需求量迅速减弱，干燥的气候条件有利于种子发育。

（三）光照

红花为一种长日照植物，其日照时间的长短与红花莲座期成长时间具有直接关联性。特别是红花结果期间，必须保证充足的光照，从而促使红花能够处于一个良好的发育状态，红花籽颗粒饱满而富含油脂。

红花的品种对长日照的反应，在程度上有所区别。来源于新疆等高纬度地区的品种，由于长期栽培在夏季长日照条件下，已逐渐适应长日照的环境，引种到云南种植后，有些品种表现为营养生长期过长，植株高大、肥壮，迟迟不开花。当日照条件满足其要求时，迅速进入生殖生长，但果球小、花期短、产量低。而来源于低纬度地区的品种，在云南种植后，对日照反应敏感，需适时早播，适宜云南种植。

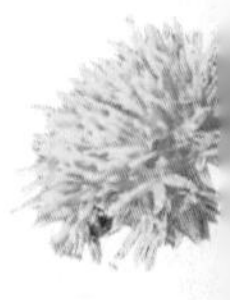

短日照有利于红花的营养生长，而长日照则有利于红花的生殖生长。在红花的种植过程中，可给予短日照积累营养，叶茂以后再给予长日照以促进开花结果。

（四）温度

红花的适应温度范围较大，在5～35℃范围内均可以实现生长，在温带和热带均可栽培。而红花种子发芽时最适宜温度为25～30℃，温度过低将会导致红花出芽率下降。红花出芽之后的植株生长温度则需要保持在20～25℃。

红花幼苗的抗寒能力较强，一般来说种子在5℃左右就能萌发，幼苗则能耐受-6.5℃的低温，当植株进入分枝期以后，遇到0℃以下的低温就会引起冻害，叶片、茎秆受冻后发生质、壁分离。从分枝至开花、结果阶段，要求较高温度，因为低温对红花授粉、结果不利。种子的贮存则要求低温、干燥条件。

红花品种不同，其抗寒能力也各不相同。野生种波斯红花、绵毛红花莲座期较长，其抗寒能力远远大于栽培红花的各品种，若栽培红花具有较长莲座期的冬型品系，其抗寒性也较强。

（五）营养成分

红花对营养元素氮、磷、钾的需求量以氮元素最多，磷元素最少。氮、磷、钾的比例大概是1∶0.5∶0.8[7]。

经研究认为红花是对氮敏感作物。在种植过程中，氮可以增加茎秆高度和粗度、分枝级数、花球数量、籽实饱满度和千粒重。[8]红花在现蕾期以前吸收氮素的量占一生中的75%以上，而且需氮量最多的生育期是伸长期至开花期，所以施氮素肥料应在茎伸长期为宜，可以分批施肥，但不能延迟到现蕾期。红花现蕾后对氮反应减弱，当氮素供应充足时，会降低籽实的含油率。红花对氮素的需求量以每亩3.33～4kg较为合适，可以按当地施用肥料的含氮素量计算该肥料的实际用量。

红花对磷素的需求量明显少于氮素，大约为氮素量的1/2。红花在现蕾期前对磷素吸收量达到一生需求量的65%，现蕾期后仍需要磷素。

红花对钾的需求量较大，在现蕾期前对钾素吸收量达到一生需求量的50%以上，生育后期对钾素还有较多的需求。

在红花生产上重视氮素施用，补充磷素，一般不再施钾素肥料。如果在高氮、多磷土地上种植红花，也必须补充钾，相互配合发挥作用。如果在不施氮、磷土壤里只施用钾肥也不会起到明显的增产作用。

在研究中还发现，微量元素锰有助于增加植株花球数并能提高产量。主要原因是碱性土壤含活性锰的量明显低于酸性土壤，因此，我国缺锰的土壤多为北方石灰性土壤。据报道，在缺锰的红花田内施入锰肥会使红花增产40%左右。可叶面喷施锰肥，还可喷锌、硼等微量元素肥料。

红花在不同肥力的土壤上均可生长，要想获得高产必须注意合理施肥。土壤肥沃，养分充足，是获得高产、高质的前提条件。

二、生物学特性

（一）种子的生物学特性

1. 形态特性

红花种子为双子叶无胚乳种子，倒角卵形瘦果，果皮坚硬，果内含一枚种子。种脐位于种子腹面基部。一般来说，红花种子自种脐向顶端有4条凸起，有些红花种子在顶端还具有波浪状纹饰。种子外观颜色为米黄色或乳白色，部分种子的顶端存在褐色或土黄色色斑。2010年尹为治等[9]对20个不同种源的红花种子进行外观观察及测量，得到种子的总体平均种长为6.74mm，总体平均种宽为4.74mm，总体平均种厚为3.62mm（图2-6）。

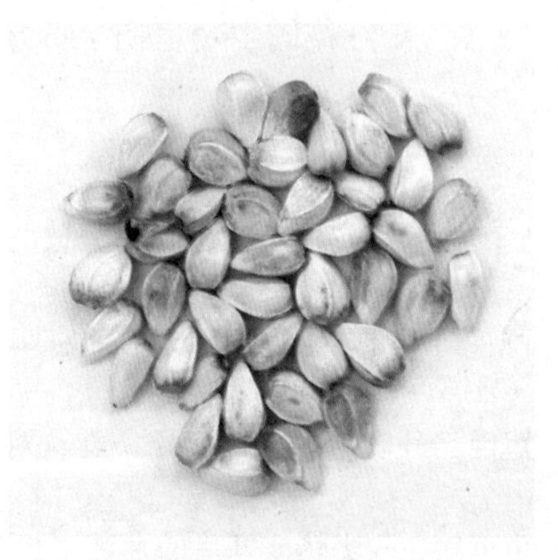

图2-6　红花种子及其细节

2. 萌发特性

红花繁殖方式为种子繁殖，一般采用春播。红花种子均无生理休眠特性，种子容易萌发，5℃左右就可萌发，发芽适宜温度为15～25℃，发芽率为90%左右，大多数红花品种幼苗能耐-6℃低温，种子寿命为3年。

（二）红花药材的形态解剖生物学特性

管状花（不带子房）皱缩弯曲，长1～2cm。表面红黄色或红色。花冠筒细长，先端5裂，裂片狭条形，长5～8mm。雄蕊5，花药黄白色，聚合成筒状；柱头微露出花药筒外，长圆柱形，顶端微分叉。质柔软。花浸水中，水染成金黄色。以花冠色红而鲜艳、无枝刺、质柔润、手握软如茸毛者为佳（图2-7）。

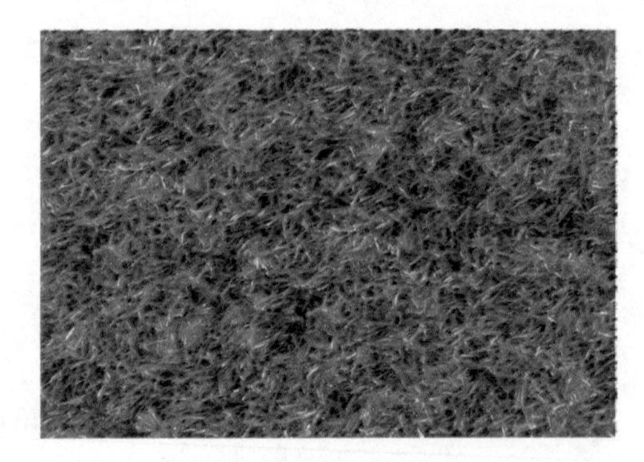
图2-7　红花药材

（三）红花的生殖生物学特性

1. 发育习性

根据红花根、茎、叶、分枝的生长及干物质累积动态与生长中心的转移规律，可将药用红花生育期划分为莲座期、伸长期、分枝期和种子成熟期。各个时期的长短因品种和生态条件而异。红花对温度的适应范围很宽，既可以在温带地区生长，也可以在较炎热或寒冷的地区生长。种子在4.4℃就能发芽，幼苗非常耐寒。从分枝至开花和结果阶段，对温度的要求比较高。

（1）莲座期　绝大多数红花品种在出苗以后其茎并不伸长，叶片紧贴于地面，接连长出许多叶片，状如荷花，故称这一生长发育阶段为莲座期。莲座期的长短取决于品种、播种期、温度和日照的长短。同一个品种，秋播时莲座期可达3～4个月，而春播一般只有1～2个月，特别是在晚春播种者莲座期可能缩短到4周，甚至没有。影响红花莲座期的最根本因素是温度和日照。温度高，莲座期就短；温度低，莲座期就延长。此时，红花的生长中心为叶片和根，叶重占全株干物质重量的90%以上。

（2）伸长期　伸长期分枝开始形成，肉眼可见，但分枝不伸长。这一时期的主要特征是植株节间显著加长，每天伸长4cm左右，植株高度达1m左右。红花对肥料和水分的需要也开始增加，生长中心为茎、叶和根，叶片大量形成。应根据土壤肥力和长势情况及时追肥和灌溉1次，同时要注意防止倒伏和冰雹。

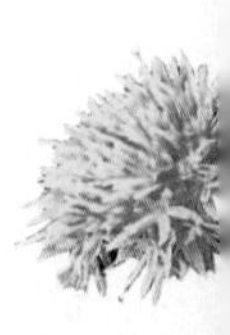

（3）分枝期　进入分枝阶段后，植株顶端的几个叶腋分别长出侧芽，侧芽逐渐长成第一级分枝。红花茎的顶端和每一分枝的顶端，均着生一花球。分枝越多，花球就越多，单株的花和种子的产量也就越高。分枝的数目依品种和环境条件的不同而异，高温和长日照有利于分枝的生长。分枝的多少受播种期、植株密度、水分、肥料状况等因素的影响。此时叶片全部形成，叶面积达最大值，其生长中心转移到分枝和花蕾。

（4）开花期　当有10%的植株主茎上的花球开放时，植株即进入始花阶段，花期可持续25天左右。红花的生长中心为花蕾，当植株高度不再增加时，绿叶数逐渐减少，叶面积下降。

（5）种子成熟期　红花在完成受精作用以后，花冠凋谢而进入种子成熟期。红花的种子自开花到成熟这一过程，时间的长短受品种、温度、湿度等因素的影响，这段时期持续15天左右。其干物质由分枝和花蕾转移至种子中，种子不断充实，直至种子成熟。

2. 开花习性

红花属于长日照植物，对于大多数红花品种来说，在一定范围内，不论生长时间的长短和植株的高矮，只要植株处于长日照条件下，红花就会开花。红花通常在早晨开花授粉，以上午8：00～12：00开花最盛，花粉最多。温度较高、空气干燥时开花较早较多；低温、空气潮湿时则开花较晚较少。开花时，主茎顶端的花球先开放，而后是一级分枝顶端的花球沿主茎由上而下逐渐开放，即为下降花序。每一个分枝的开放也是由接近分枝顶端的二级分枝先开放，由外向内逐渐开放，即同为下降花序。主茎顶花与由上向下的2个分枝顶端花球开放的时间稍长，主茎顶花开放时间为3天，距主茎顶部的2个分枝顶端的花球开放时间为2天，其他一级分枝和二级分枝顶端花球开放时间一般为1天。在盛花期一天内可有4～5个相邻分枝不同位置的花球同时开放。每个花球内的小花开花顺序是由边缘向中央依次开放，是向心花序。

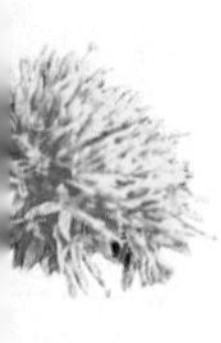

第三节　红花的地理分布及产地变迁

一、地理分布

（一）世界分布

经分类学家的研究和归类，现一般认为全世界红花属植物有20～25种，其中红花是红花属中唯一的栽培种，且栽培面积大，分布较广。红花原产于大西洋东部、非洲北部、加那利群岛及地中海沿岸，目前主要栽培于亚洲的印度和中国、北美的墨西哥和美国、北非的埃塞俄比亚、欧洲的西班牙和大洋洲的澳大利亚等地，并且随着红花的栽培面积不断扩大，其在全世界的分布范围也在不断增加。

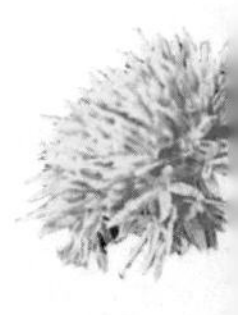

（二）中国分布

中国红花资源丰富，品种繁多，栽培地域广阔，分布甚广，主要集中在我国的西北、中原和西南地区。中国科学院植物研究所植物园红花研究组根据红花生产状况、生长习性和气候条件的不同，把我国红花生产划分为四个主要分布区域：

1. 新甘宁区

新甘宁区包括新疆、甘肃和宁夏等省。

新疆是中国红花的最大产区，种植面积约占中国的80%。其种植区主要分布在塔城、伊犁、昌吉等地，其中以塔城、伊犁地区的面积较大，是新疆红花的主产区。甘肃省敦煌县在20世纪30年代就对红花进行栽培，以采花入药为主，主要分布于河西走廊。宁夏回族自治区有少量红花种植，主要分布于银川附近及半干旱的固原等地。

2. 川滇区

川滇区指四川和云南地区。

四川省种植红花历史也较长，据《简阳县志》记载云："清乾隆时，州（简阳）产红花最盛，远商云集，甲于河南、川北等处。"目前四川红花种植主要分布于简阳、资阳和金堂一带。云南省的红花种植区主要在巍山、弥渡、昌宁、凤庆、漾濞、南涧、临沧、金沙江流域的宾川、永胜和巧家等地。

3. 冀鲁豫区

冀鲁豫区包括河北、河南、山东、陕西等省。

河南是我国历史上著名的红花产区，种植红花已有2000年的历史，主要分布于新乡、安阳、商丘。由于河南属春播和夏播的交界地区，所以国内耐寒种质多产此地。山东红花主要集中于菏泽、济宁地区，其他地区很少种植。河北也有红花种植，主要集中于南部地区。陕西有少量红花种植，"西安红花"是我国比较抗寒的种质之一。

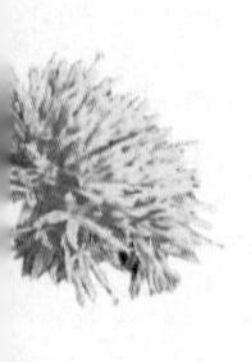

4. 江浙闽区

江浙闽区包括浙江、江苏、福建、安徽等省。

浙江是红花的老产区之一，主要集中于绍兴、金华、杭州地区，多零星种植。江苏种植的红花主要分布于淮阳、盐城、扬州等地区。安徽主要集中于淮北灵璧、涡阳、临泉以及淮南无为等县。福建红花种植历史较长，但产量低，主要分布在霞浦县。

除上述四个红花分布区外，内蒙古、辽宁等省份也有红花种植。

二、产地变迁

红花具有悠久的种植历史，4000多年前地中海东岸的“新月地带”（指中东两河流域及附近肥沃的土地，包括累范特、美索不达米亚和古埃及，位于今日的以色列、约旦河西岸地区、黎巴嫩、约旦部分地区、叙利亚，以及伊拉克和土耳其的东南部、埃及东北部）就发现了红花的存在。经研究，在叙利亚发现了遗存的红花种子，距今约有4500年，是人类栽培红花的最早证据；在古埃及法老图坦卡门的墓室中发现用来装饰木乃伊的红花花环，距今亦有3600年，并残存有红花的种子。该区域外形如“弧”，东西蜿蜒走向，地带狭长，宛如一轮新月，又由于这一地区的阳光充沛、气候干燥，相对整个中东地区而言水源较为充足、土地肥沃，故该地区又被称为“新月沃土”。除了红花，该区域还发现了大量的红花野生近源种，并且历史上其他大量的农作物也从这里被驯化栽培并传播至世界各地，如大麦、豌豆、亚麻等。

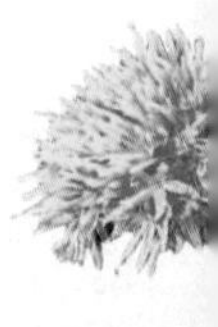

红花传入我国的时间最早可追溯到汉代，由原产地古埃及传至波斯，再由波斯传至西域，进而由西域经丝绸之路引入中国内地，最初主要作为染料。而红花入药使用则最早在东汉时期张仲景的《金匮要略》中记载“妇人六十二种风，乃腹中血气刺痛，红蓝花酒主之”，距今已有1800多年的历史。随后便出现了有关红花的种植记载，如《博物志》中记载：“生梁汉乃西域，今魏地亦种之”，可见至少在西晋时期，河南省就已经开始种植红花了。

20世纪中期，我国红花主要在四川简阳、资阳、遂宁、安岳、通江以及河南长垣、延津、西华等地生产。由于种植面积较少，产量不足，尚不能满足全国的供应。到了1958年，新疆昌吉地区的吉木萨尔以及伊犁地区的察布查尔等地开始试种红花，随后全国其他地区也相继进行试种。

到了70年代左右，红花生产发展加快，基本满足了当时的供应需要。新疆是我国红花发展生产较快的地区之一，其红花种植面积从60年代的4万亩，至1978年达到了27万亩，可以和老产区河南、四川竞争市场。

80年代以来，全国红花的生产基本保持前期水平。由于新疆地区红花种植具有不抢占好的耕地、不抢水，亦抗病抗旱、耐盐碱、耐贫瘠，还不与秋收争劳力、收益高、成本低等多方面的优势，很快占据了全国第一大产区的位置，当时新疆红花种植面积已经达到了40万亩，占全国总面积的50%以上，而其他红花产区开始萎缩。

到了90年代，新疆老产区的生产格局基本确定。其中新疆红花以北疆昌吉最为集中，昌吉州所属的昌吉、呼图壁、玛纳斯、沙湾、米泉、阜康、吉木萨尔、奇台、木垒等9个县均有分布，并且以吉木萨尔红花的产量最高、质量最好，特供内地及出口使用。吉木萨尔与周围的呼图壁、木垒、奇台和伊犁的霍城、察布查尔以及塔城裕民等地形成了新疆红花主产区。

90年代末开始，塔城地区将红花生产作为一项重点产业发展，成为继吉木萨尔后新疆红花的另一大产区。

21世纪初期，新疆成为中国红花的主产区，在新疆的伊犁、塔城、昌吉地区相继建立了3个红花规范化种植基地，伊犁地区成为新疆红花的第三大产区。目前，新疆红花年均种植面积保持在39万亩以上，伊犁县的红花种植面积基本保持在13.9万～15万亩；塔城裕民县的红花种植面积基本保持在15万～18万亩；昌吉的吉木萨尔、木垒、奇台三县的红花种植面积基本保持在10万～12万亩[10]。

近年来由于各种因素的影响，我国红花主产区也在不断地变迁，由最初的河南、四川等地发展成目前以新疆、云南为主要产区的红花分布格局。

第四节　红花的生态分布区域与适宜种植区域

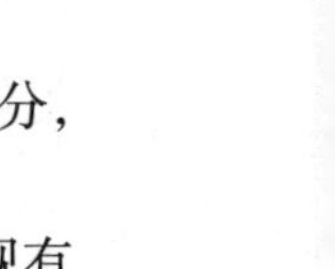

中药材适宜性区划主要是以中药资源及其所在的自然环境为研究对象，以中药资源、道地药材和生态学的相关理论为依据，研究药用植物资源所在地自然条件的空间分布规律，并按照自然条件对中药材生长的影响程度对其进行科学的区域划分，为开展人工引种栽培选址提供参考和依据。近年来，红花和其他中草药一样，现有种植品种出现杂乱、退化，导致其抗病性、丰产性逐渐减弱，加之中药成分中含有越来越多的农药残留和重金属，已影响到其使用和利用效果。因此需要对红花进行生态适宜性区划，来探究红花资源的适宜性区域分布范围，提高红花品种纯度，获得高产、优质、抗病性强的优良品种。本节以全国红花种植量最大的新疆和云南两大地区为例，探讨其适宜性区划，现简单介绍如下。

一、新疆地区

新疆地区从20世纪七八十年代才开始大量种植红花，直到现在它已经成为我国红花的主要产区，其种植区除了南疆部分地区、南北疆高寒山区及伊吾盆地，全新疆几乎都有红花分布。2010年，李晓瑾等[11]以实地调查采样点、标本查阅和文献研究为基础，通过选择影响红花生长的生态因子（温度、湿度、年降水量、日照等），选取新疆红花分布比较集中的数个野生分布点为模板进行系统分析，然后从全国的气候和土壤因子数据库中提取新疆红花分布点的生态因子值，综合新疆红花产地的生态条件及生物学特性，运用空间聚类算法得到新疆每平方千米计算单元对目标值的相似系数，最后根据相似系数将新疆地区的红花种植区划分为适宜区（相似度为90%～100%）和次适宜区（相似度为80%～90%），进而分析出红花在新疆的生态适宜性产地及分布面积，为红花药材种植的科学选址及合理规划生产布局提供依据。

（一）适宜生长区域

主要分布于昌吉、吉木萨尔、阜康、呼图壁、塔城、温宿、吉木乃、乌苏、沙雅、新和、和布克赛尔、库车、额敏、拜城、沙湾、玛纳斯、米泉、新源、博乐、克拉玛依等52个县市，占新疆县市的52.5%。

（二）次适宜生长区域

主要分布于尉犁、富蕴、巴里坤、托克逊、巴楚、叶城、皮山、轮台、和硕、库尔勒、青河、木垒、福海、乌恰、阿勒泰、于田、莎车、阿克陶、阿图什、搏乐、乌什、拜城、柯坪、奇台、博湖、焉耆、和布克赛尔、昭苏、阿合奇、温泉等67个县，占新疆县市的67.7%。

二、云南地区

云南省种植红花的历史已达千年以上，其种植区大多分布在怒江、澜沧江、元江、红河、金沙江及其支流的河谷地带，海拔1000～1600m，其中尤以澜沧江流域的漾濞、巍山、南涧、昌宁、红河上游的弥渡、南华及金沙江流域的宾川、丽江等地种植历史悠久。

20世纪80年代至今，中国科学院植物园的黎大爵、韩孕周，中国科学院油料作物研究所的付福勤、严兴初，云南省农业科学院经济作物研究所的杨建国、刘旭云等从事红花研究的专家经过多年对红花的潜心研究及实地考察，以及针对红花的种植进行调研和开展会议讨论，最终得到云南地区红花的适宜性区划，为云南地区红花的规范化种植提供可靠的依据。

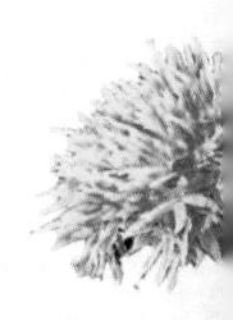

（一）最适宜生长区域

主要分布于云南省的中西部，种植面积集中。临沧市的北部（永德县、凤庆县）、保山市的东部（昌宁县）、大理白族自治州的中南部（南涧彝族自治县、巍山彝族回族自治县、弥渡县、漾濞彝族自治县）及东部（宾川县）等地区是红花种植的最适宜区域。

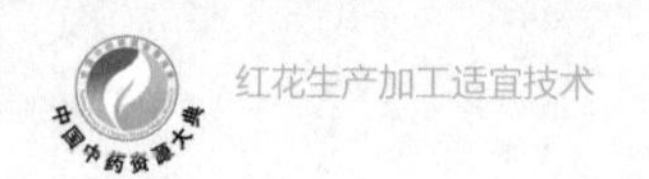

（二）适宜生长区域

主要分布于云南省的中部和北部，分布区域稀散。其中，丽江市的南部（永胜县）、楚雄彝族自治州的北部（元谋县）和南部（双柏县）、昆明市的西北部（富民县、禄劝彝族苗族自治县）和东南部（石林彝族自治县）等地区比较适宜红花生长。

（三）次适宜生长区域

主要分布于云南省的东南部，可种植面积较大。这里的整个玉溪市和两大自治州（红河哈尼族彝族自治州、文山壮族苗族自治州）都可种植红花，只是该区域生长的红花长势较差、产量较低，相对不适宜红花的种植。

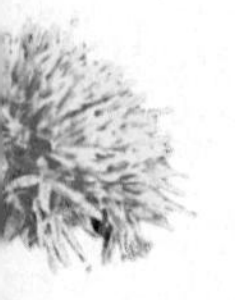

参考文献

[1] 李世全. 红花2005，走红[J]. 中药研究与信息，2005，7（6）：50.
[2] 郭丽芬，张跃，徐宁生，等. 红花种质资源形态性状遗传多样性分析[J]. 热带作物学报，2015，36（1）：83-91.
[3] 中国科学院中国植物志编辑委员会. 中国植物志[M]. 北京：科学出版社，1979：27.
[4] 杨承乾. 红花的高产优质栽培技术[J]. 农技服务，2016，33（16）：29-31，124.
[5] 卡马什. 红花旱地农业中的潜力[J]. 农业与技术，2016，36（10）：124-125.
[6] 李威，张曦，谭勇，等. 盐胁迫对不同品种红花种子萌发和幼苗生长的影响[J]. 江苏农业科学，2013，41（8）：229-232.
[7] 杨承乾. 氮、磷、钾肥施用量对红花植物学性状及产量的影响[J]. 安徽农业科学，2017，45（2）：43-44.

[8] 刘承训，吴必英．红花的种植、加工技术［J］．农村实用技术与信息，2003（3）：24–25.
[9] 尹为治．不同种源红花种子生物学特性研究［D］．新乡：河南师范大学，2009.
［10］宋玉龙．名贵中药材红花的资源调查及质量评价研究［D］．乌鲁木齐：新疆医科大学，2015.
［11］王果平，帕丽达，李晓瑾，等．药用植物红花新疆产地适宜性数值分析［J］．中国民族民间医药，2010，19（23）：49–50.

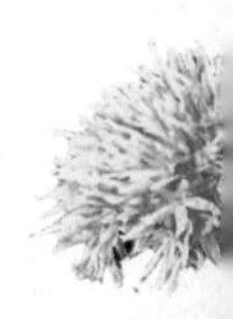

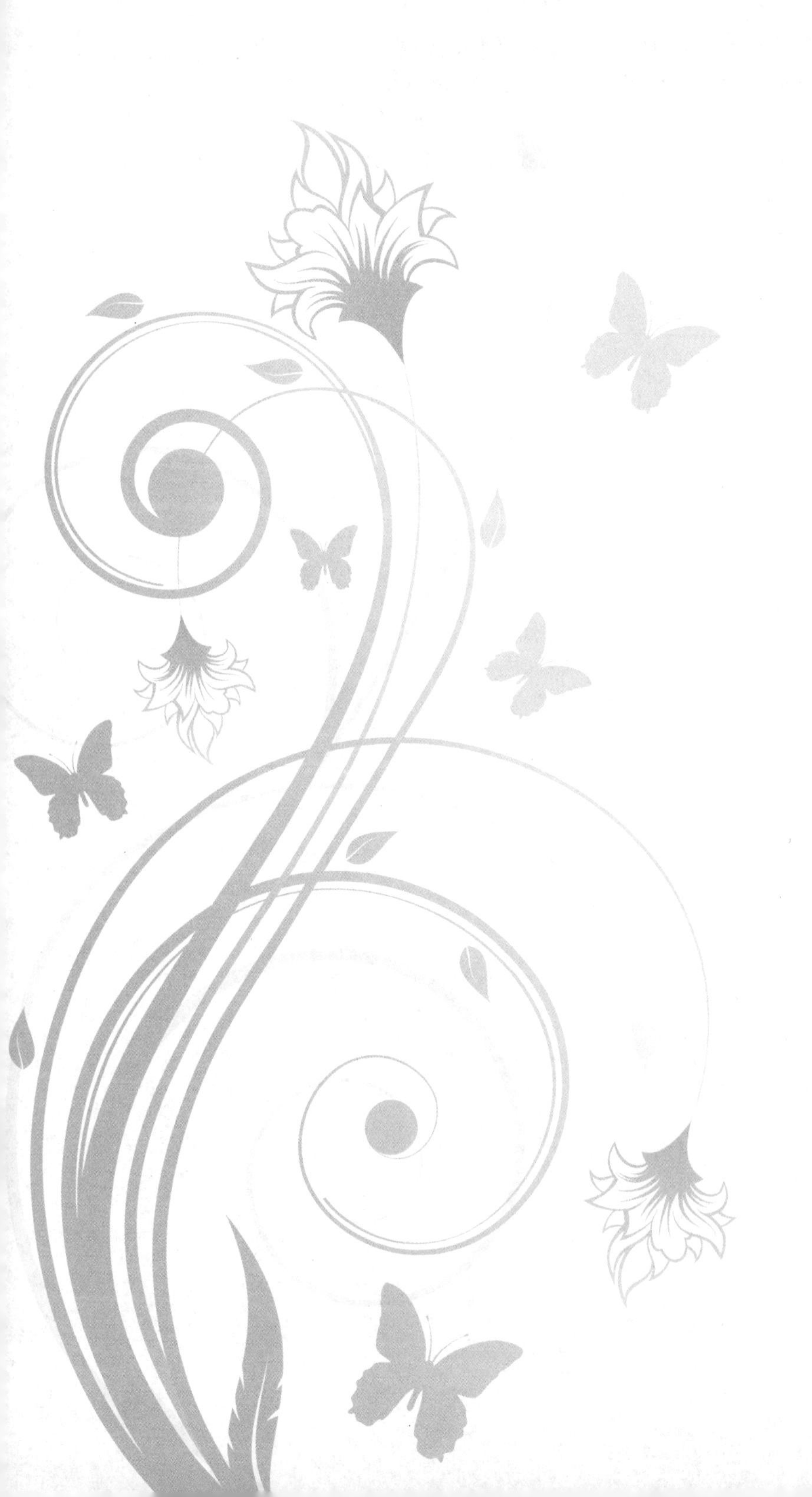

第3章

红花栽培技术

红花在国际上被称为“绿色食品”，世界各国都非常重视红花的生产以及利用。目前红花的需求量远远大于供应量，其整体水平供不应求。红花的生产销售受市场导向、栽培品种、产地环境等因素影响较大。

在红花生长前期[1]，产量少，供不应求，市场价格会较高。因此，早期收获的红花产量越高，经济效益越高。到红花的盛产期，产量多，红花的市场销售价格较低，单位重量的经济效益较低。到红花的收获末期，产量少，但这时销售量不好，因为鲜花颜色开始变化，色泽没有生产前期好，所以这个时候的市场价格比生产初期的市场价格低，但是比盛果期的市场价格高。这就要求我们保证红花品质的同时还要以规范的栽培技术去提高红花的种植面积和它单位面积上的产量。由于红花栽培技术的繁殖方式主要采取大田直播法，所以种植时选种至关重要。在选种方面要因地制宜，水肥条件好，土壤肥力高的高产地区，选用植株高大、直立型的品种，充分发挥自身的增产优势；肥力较差，土壤干旱，供水不足的地区，选用抗旱性强、耐贫瘠的稳产品种。

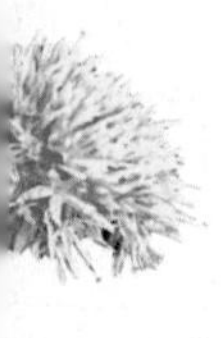

新疆是我国红花的最大产区，种植面积、产量均居全国首位，仅塔城裕民县的红花种植面积就达15万亩以上，成为新疆红花种植大县，被称为“中国无刺红花之乡”。云南地区所产的红花品质不断提高，2010年以来，云南丽江市永胜县红花种植被列为第七批国家级农业示范区建设项目。目前，永胜红花国家级农业标准化示范区建设工作已初见成效，示范区红花种植初具规模，种植面积达2万亩以上。近年来内蒙古五原县地区大力开展中药材种植产业化，并建立了多个种植示范基地，结合当地的地理气候以及红花生物学特征，红花成为了广受欢迎的品种，加上当地“公司＋基地＋农户”三位一体经营模式，红花成为了当地的一份朝阳产业，其种植规模将突破万亩。本章结合文献调研结果和第四次全国中药资源普查部分走访调查和实地调查资料，从产区概况、栽培技术以及采收加工技术等方面介绍新疆塔城及其周边地区、云南永胜县及其周边地区以及内蒙古五原县及其周边地区的红花栽培加工技术。

第一节　新疆塔城及其周边产区栽培技术

一、产区概况

塔城地区位于新疆维吾尔自治区的西北部、伊犁哈萨克自治州的中部。该地区的红花种植已有2000多年的历史。西汉时为匈奴右地，于汉宣帝甘露三年（公元前5年）正式归附汉朝。三国以后属鲜卑地，隋属突厥地。清光绪十四年（1888年）始置塔城直隶厅。1913年改设塔城县，先后属塔城道、第五行政区、塔城专区。1984年11月17日设立塔城市。

塔城市境内地形较为复杂，北高南底，北部高山连绵、丘陵起伏，南部沼泽、洼地星罗棋布。境内最高峰北天山海拔5242m，最低处在准噶尔盆地西南缘，海拔仅200m。境内土地肥沃，广阔丰饶，自然条件得天独厚。

塔城地区属温带大陆性气候且属于中温带干旱和半干旱气候区，春季升温快，冷暖波动大。夏季月平均气温在20℃以上，炎热期最长90天，酷热期最长29天。秋季气温下降迅速，一个多月时间，气温可下降20℃。冬季严寒且漫长，将近半年。年极端最高气温40℃，极端最低气温-40℃，年有效积温2800～3000℃。塔城盆地降水量稍多，年均290mm，蒸发量1600mm。乌苏、沙湾、和布克赛尔3县所处的准噶尔盆地降水稀少，年均降水不足150mm，蒸发量却高达2100mm。全地区年平均太阳总辐射量135kcal/cm^2，日照2800～3000小时，无霜期130～190天。全疆闻名的托里老风口及风线地带，时有大风，一次大风最长持续7天，最高风速达40m/s。

塔城的土壤基本是棕钙土、草甸棕钙土，且土层深厚，山水、地下水能保证耕地作物生长期的需水量。

塔城得天独厚的资源优势，栽培红花历史悠久，有着广泛的群众基础和积累了许多宝贵的生产经验，为红花的高产优质打下了良好的基础，且新疆塔城地区还具有红花冬播特色技术，所产红花丝长度适中、色泽鲜艳、香味浓郁，为花中上品，有“中国红花之乡”的美称。本节将从选地整地、繁育方式、田间管理以及病虫害防治等方面详细介绍新疆塔城及其周边地区红花栽培技术。

二、栽培技术

（一）选地整地

选择土层深厚、排水良好、肥沃的中性砂质壤土或黏质壤土[2]，且土壤pH值在6.5～8.5之间。

冬前或翌年，开春融雪后地表露白2～3天时用平土框粗整[3]。对红花种植地块进行整地时，通常情况下需要进行一到两次的翻犁，对翻犁操作无法进行的边缘地区可以采取人工锄挖的操作方式对其进行处理，翻耕耕作深度为20～25cm。同时可以适当地提高土壤中的肥力，在其中加入农家肥并与土壤进行混合；将土壤中的杂草拔除；将土地四周的排水沟进行深挖，排出多余的水。瘦地在翻犁前施入完全腐熟的农家肥，每亩施肥量为1500～2000kg，每亩合并施入氮磷钾复合肥20kg。

（二）繁殖方法

1. 选种

栽培种红花分为两大类型：油用型和花用型。油用型红花植株较矮，分枝较少。花朵大而数量少，一般10～20朵，种子大，含油率高，生育期较短。花用型红花植株较高，分枝较多，花朵小而数最多，一般30～60朵，种子小，含油率低，生育期较长。油用型、花用型都分为有刺和无刺两种，其中无刺品种种子产量高。新疆红花品种较多，应选择适合本地生态环境的优良品种。并可根据采收目的选择油用或油花兼用型品种种植，以充分发挥品种内在优势。据2014年统计，在新疆表现较好且种植面积较大的品种如下：

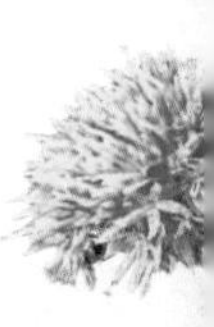

（1）吉红1号　由新疆吉木萨尔县税务局宋金铸研发而成。属于无刺油花兼用型红花品种。花橘红色，株高85～115cm。分枝高度40cm，分枝角度小于40°。果球直径1.9～3.2cm，圆锥形，全包果球，单株有果球l5～20个，每个果球有种子28粒左右。种子圆锥形，普通壳，白色，有光泽，千粒重39g，皮壳率58%，含油率26.3%。

全生育期115天。

（2）新红花1号　属于油花兼用型红花品种。无刺，花红色。株高90～115cm，主茎着生45～50片叶，叶片长卵圆形，分枝角度小于35°。茎秆青白色。果球直径2.1～3.0cm。圆锥形，全包果球。单株有果球20个左右。每个果球有种子30粒左右。种子长卵形，半条纹壳，黄白色，千粒重38.7g，皮壳率43.1%，单株产量16g，含油率32.5%。全生育期117天左右，适于在全疆种植。

（3）新红花2号　属于有刺油用型红花品种。苗期叶片边缘呈锯齿状，分枝后叶缘陆续长出刺。现蕾后逐渐变硬。果球大小较为均匀，苞叶较长，刺较多。株高80cm左右，分枝高度40cm。单株有果球18个，每个果球有种子23～26粒。种子为长锥形，种壳为条纹壳型，黄褐色，千粒重 38.8g，皮壳率36.9%，单株产量15g左右，含油率40.73%。全生育期112天左右，适于全疆有机械收获条件的地区种植。

（4）新红花3号　为较好的无刺花油兼用品种。株型紧凑，呈圆锥形。叶为长条形，叶色深绿。植株高105cm左右，分枝高50cm左右，茎秆青白色。果球为圆形，直径2.0～2.5cm，全包果球，苞叶无刺。花为橘红色。种子为短锥形，无冠毛，种壳为白色，普通壳型，千粒重39.5g，籽实含油率30.88%。平均生育期为118天。该品种的突出优点是籽实及花丝产量高，较抗倒伏，较耐根腐病和锈病，适于全疆种植。

（5）新红花4号　该品种植株无刺。株型紧凑，呈圆锥形。叶为长条形，叶色深绿。植株高100cm左右，分枝高50cm左右，茎秆青白色。果球为圆形，直径2.0～2.2cm。全包果球，苞叶无刺。花为红色。种子为半月形，无冠毛，种壳为黄褐色，条纹壳型，千粒重38.5g，籽实含油率39.68%。平均生育期为117天。该品种的突出优点是籽实含油率较高，较耐根腐病和锈病，是较好的油、花兼用型品种，适于全疆种植。

（6）裕民红花　为油花兼用型的新疆地方品种。幼苗绿色，主茎叶片大，分枝叶片小。叶色淡绿，叶片较厚，椭圆形叶缘有刺。株高120cm左右，分枝高30～40cm。花红色，单株有果球10～30个，籽粒白色，有光泽。卵圆形，有凸棱，每个果球有种子25～28粒，千粒重41～47g，皮壳率45%，含油率20%～25%。全生育期125～135天。该品种的突出特点是生长势强、抗寒、抗旱、耐瘠薄、耐盐碱、轻感红花锈病，适于新疆塔城地区种植。

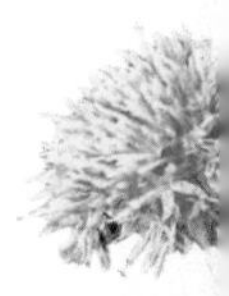

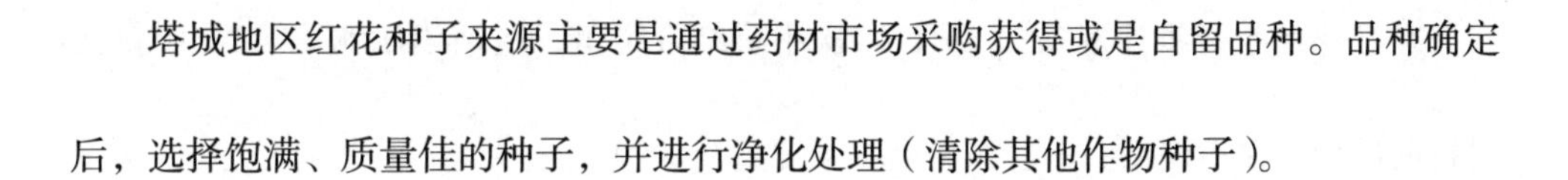

塔城地区红花种子来源主要是通过药材市场采购获得或是自留品种。品种确定后，选择饱满、质量佳的种子，并进行净化处理（清除其他作物种子）。

2. 种子处理

种子播前放入50℃左右温水中浸种10分钟，然后放入冷水中凉透，捞出晾干后经杀菌剂或种衣剂处理后待播。

3. 播种

红花于5cm地温达5℃以上时即可播种，新疆塔城地区一般在4月上中旬种植。播种采用谷物播种机条播，播种深度3～4cm，播种行距30cm，播种量2～2.5千克/亩，下籽均匀，深浅一致，镇压严实。

三、田间管理

（一）补苗

出苗前遇雨板结时，应及时轻耙或碾压，疏松表层土壤，确保全苗。出苗后对缺苗田块及时进行补种。

（二）适时定苗

在幼苗4～6片真叶时定苗，拔去多余苗、小苗和弱苗，确保每米行长留苗15株左右，断行处可留双株。红花分枝特性能随环境的不同而变化，密植时，每株花数减少，每株花球数目和花球种子数增加。

（三）中耕除草

在红花的生育期中耕3次，第1～2次中耕结合定苗，应适当浅锄；第3次中耕在封行前进行，在不伤苗、不压苗的前提下要适当深锄。

（四）灌溉排水

红花生长前期需水较少，也较耐涝，分枝至开花期需水较多，盛花期需水量最大，终花期后停止灌溉。生育期内一般灌水3次，头水在伸长期，第2水在始花期，第3水在终花期。注意灌水后田间不能积水，积水浸泡1～2小时就会出现死苗现象；忌高温下浇灌和大水漫灌。

四、病虫害防治

防治原则

以“预防为主，综合防治”为植保方针，通过选用具有抗性的品种、培育壮苗、加强种植管理、科学施肥等栽培措施，综合采用农业防治、物理防治并科学的配合使用化学防治，将有害生物危害控制在允许范围内[4]。新疆塔城地区病害主要为锈病，虫害为红花指管蚜。

（一）锈病

红花锈病主要危害叶片，叶片受侵染后，背面散生锈褐色或暗褐色微隆起的小疱斑，之后疱斑表皮破裂，散出大量棕褐色或锈褐色夏孢子（图3–1）。后期夏孢子堆处产生暗褐色至黑褐色疱状物，为病原菌冬孢子堆。发病严重时，叶片正面也可产生病斑，病株提早枯死。病株花朵色泽差、种子不饱满，品质与产量降低。经鉴定其病原物为红花柄锈菌。病原以冬孢子随病残体在地面或种子上越冬，种子带菌为远距离传播的主要途径。春天冬孢子萌发侵染幼苗，夏孢子经风雨传播反复侵染危害，该病4月下旬开始发生，至6月份温度升高，雨水加大，病情迅速上升，在红花的整个生长期均可发病。各品种间该病害的严重度有一定的差异，其中叶刺少的

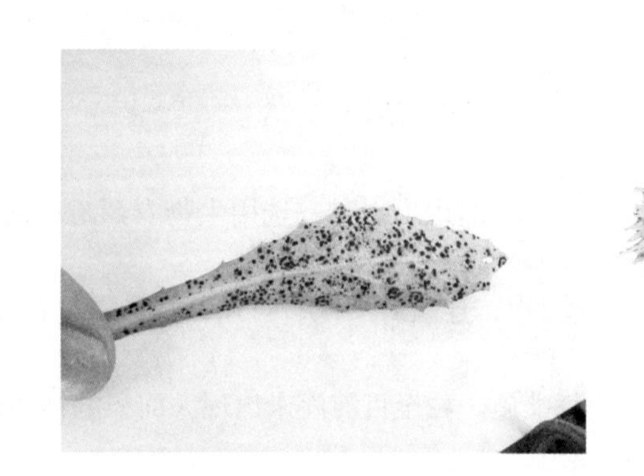

图3–1　红花锈病

品种，对锈病的抗性较弱，发病率为100%；叶刺较多类型，抗病性较强，发病率约85%，且发病叶片集中在中下部，上部叶片病斑较少，造成的损失较低。

防治方法

1. 农业防治

种子处理，用15%粉锈宁拌种，用量为种子量的0.2% ～0.4%；在整个生长期不定期进行田间查看，发现病株立即拔除并在田外烧毁；收获后将植株的茎、叶病残体集中拉运出地块进行销毁，也可以进行堆积腐烂杀灭病菌。实行2～3年以上的轮作，与禾本科作物小麦、玉米或豆类作物等轮作为宜。

2. 药剂防治

大面积出现时，选用生物农药进行防治。在发病初期及时喷施杀菌剂，7～10天喷1次，连续2～3次，可用20%粉锈宁乳油0.1%溶液，波美0.3%的石硫合剂等药剂交替喷施。截至目前尚未出现大面积的锈病病害。

（二）红花指管蚜

红花指管蚜无翅孤雌蚜体长3.6mm，纺锤形，黑色，触角第3节有小圆形隆起，喙黑色，腹管长圆筒形，基部粗大；有翅孤雌蚜体长3.1mm，纺锤形，头、胸部黑色，腹部色淡，有黑色斑纹。成虫、若虫聚集在寄主幼叶、嫩茎、花轴上吸食汁液，被害处常出现褐色小斑点，虫口密度大时可使叶片失水卷曲，影响植株正常生长发育。以卵在牛蒡等寄主上越冬，次年春季卵孵化后，开始孤雌生殖并危害牛蒡和蓟类，5月间有翅蚜向红花迁飞，1年可繁殖10余代，在适宜条件下，5～6天即可完成1代。该虫害大量的发生，从5月初气温达到20℃开始出现，至6、7月份达到高峰，在红花营养生长期，绝大多数蚜虫群聚在红花顶叶和嫩茎上，随着生长点老化，陆续转移分散到植株中、下部的叶背面。

防治方法

1. 物理防治

黄板诱杀蚜虫，有翅蚜初发期可用市场上出售的商品黄板，或用60cm×40cm长方形纸板或木板等，涂上黄色油漆，再涂一层机油，挂在行间或株间，每亩挂30块左右，当黄板沾满蚜虫时，再涂一层机油；适期早播，不定期田间查看，及时拔除中心蚜株并销毁。

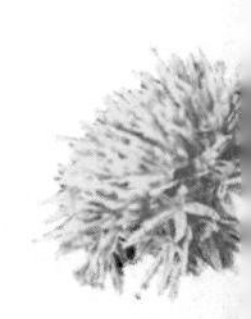

2. 生物防治

前期蚜量少时保护利用瓢虫等天敌，进行自然控制。无翅蚜发生初期，用0.3%苦参碱乳剂800～1000倍液，或天然除虫菊素2000倍液，或15%茚虫威悬浮剂2500倍液等植物源农药喷雾防治。

3. 药剂防治

用10%吡虫啉可湿性粉剂1000倍液，或3%啶虫脒乳油1500倍液，或2.5%联苯菊酯乳油3000倍液，或50%吡蚜酮2000倍液，或25%噻虫嗪5000倍液，或50%烯啶虫胺4000倍液，或其他有效药剂，交替喷雾防治。

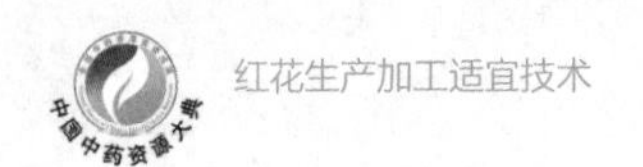

第二节　云南永胜县及其周边产区栽培技术

一、产区概况

永胜县位于云南省丽江市东南部，地跨东经100°22′～101°11′，北纬25°59′～27°04′之间。永胜县地跨横断山脉和滇西北高原两个地貌单元，属三江并流的边缘地区，有江、河、湖泊、山原、盆地（坝子）、河谷等多种地貌类型。地势东北高，西南低。永胜县最高处为东面的光茅山他尔布子峰，海拔3963.5m，最低处为新田河门口金沙江畔，海拔1056m。

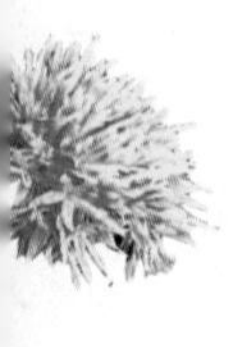

永胜县地处低纬高海拔地区，气候以北亚热带山地季风气候为主。由于县境内海拔高差大，加之错综复杂的地貌，在不同的海拔区域有高寒、冷凉、低热、金沙江亚热带等多种气候类型，是典型的立体气候。总的气候特点：冬春干旱，夏秋多雨，南部热旱，北部暖湿，年际温度变化小，降水时空变化大。全年太阳总辐射量136.2kcal/cm^2，光质好，日照时数为2403.6小时，光照充足。县城永北镇，多年平均气温为13.5℃，最冷月平均气温6.1℃，最热月平均气温19.0℃；≥10℃活动积温4085℃，年均降雨量936.4mm，但分布不均，82%的降水集中在6～9月，干湿季分明，属半潮润气候。

永胜县土壤类型为棕壤，主要分布于会文的中山及山原地带，海拔在2590～3068m之间；黄棕壤，主要分布于西山地区，海拔在2350～2580m之间；红壤，主要分布于迪里、阳保、洲城、阳和、秀美、板桥、新河、金民、锦江等地，海拔在1260～2380m之间；水稻土，主要分布于西马场、板桥、新河、金民、锦江等地，海拔在1300～2480m之间。由于云南永胜县的地形、气候、土壤等优势使得这里中药材丰富多样，质量优，药效佳。永胜县多年来一直有红花种植，且具有红花秋播特色技术。本节将从选地整地、繁育方式、田间管理以及病虫害防治等方面详细介绍云南永胜县及其周边地区红花栽培技术（图3-2）[5]。

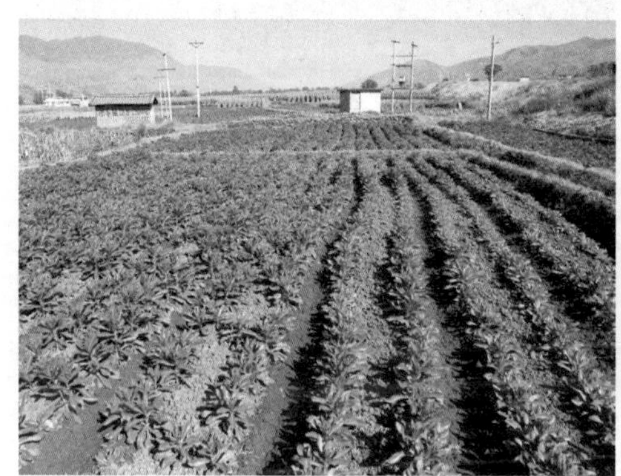
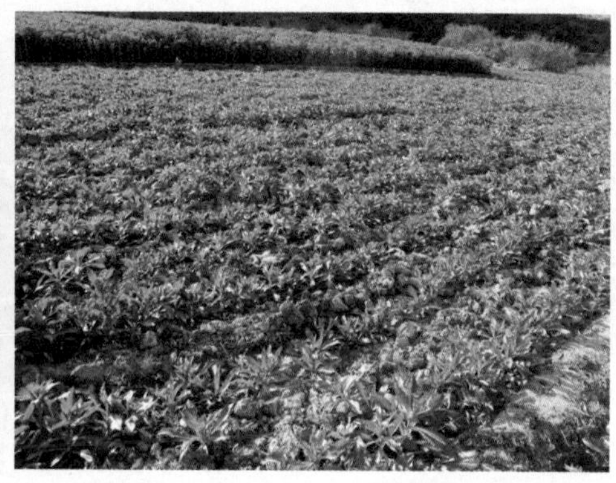

图3-2 红花适宜性种植

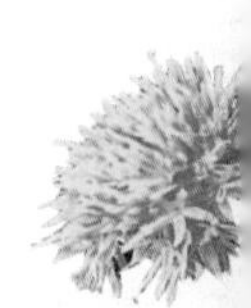

二、栽培技术

（一）选地整地

红花在永胜县及其周边适宜在海拔1600m以下种植，主要种植区域集中在海拔1000～1600m。种植地需离工矿企业1km，离医院、生活污染源2km。选择土层较厚，透气及排水良好的轻黏土、壤土或者砂壤土，土壤含盐量在0.4%以下，土壤pH值在6.5～7.5之间，中等及以上肥力的土地。土壤质量应符合GB 15618的要求。且选择三年内不重茬的土地。

若土壤肥力差，有机质含量少，应在翻犁前较均匀地撒上农家肥（每亩施用

500kg），待翻犁时混入土壤。土地犁、耙时，务必平整，并利用较好墒情，开沟、理墒面，墒面宽一般在0.8～1.5m，墒面间沟宽0.3m，并在地块周围挖深围沟，地长超过20m加开腰沟，做到沟沟相通，沟深浅一致（图3–3）。

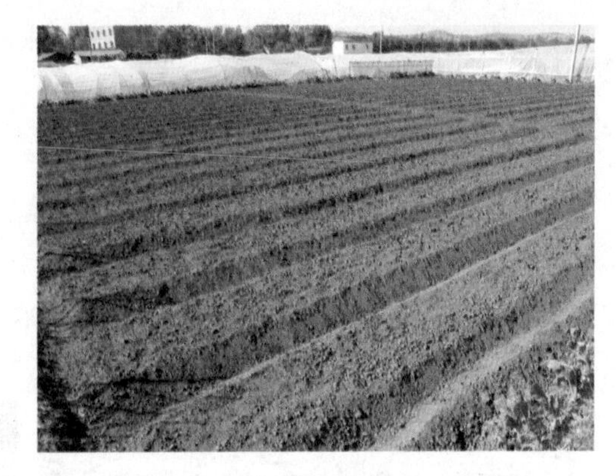

图3–3　整地

（二）繁殖方法

1. 选种

选择适宜云南永胜县种植区域产地条件生产水平优质、高产（花、籽）、抗病的优良品种，目前云南地区种植的品种主要有：

（1）云红二号　由云南农业科学院经济作物研究所选育而成，属于花、油两用品种。生长势强，整齐度高，叶缘为全缘，叶片及苞叶无刺。盛花及终花均为红色。株高136.4～141.6cm，平均139.4cm；单株有效果球数17.4～49.0个；每果球种子粒数25.0～32.6粒；千粒重30.56～40.42g，单株花产量2.69～6.40g；单株种子产量22.8～50.98g。全生育期194天左右，含油量达25.35%。该品种具有抗倒伏、抗逆性强、适应性广、耐旱等优势，适用于云南海拔1000～1600m的区域（图3–4）。

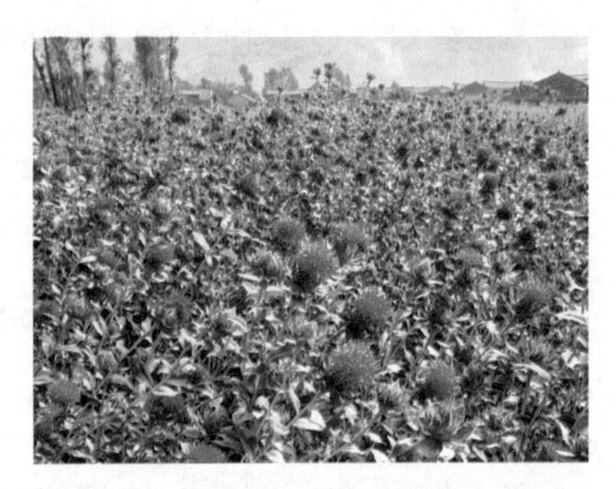

图3–4　云红二号

（2）云红三号　由云南农业科学院经济作物研究所选育而成，属于花、油两用品种。云红三号生长势强，整齐一致，叶缘为全缘，叶片及苞叶无刺椭圆形。该品种果球大，小花数多，每果球种子粒数多，盛花为橘红色，终花为红色。株高142.9～152.6cm，平均148.1cm；单株有效果球数19.4～43.2个；每果球种子粒数30.8～36.7粒；千粒重30.03～40.61g，单株花产量3.31～6.63g；单株种子产量25.7～42.51g。全生育期196天左右，含油量达29.49%。适用于云南海拔1000～1300m的区域（图3–5）。

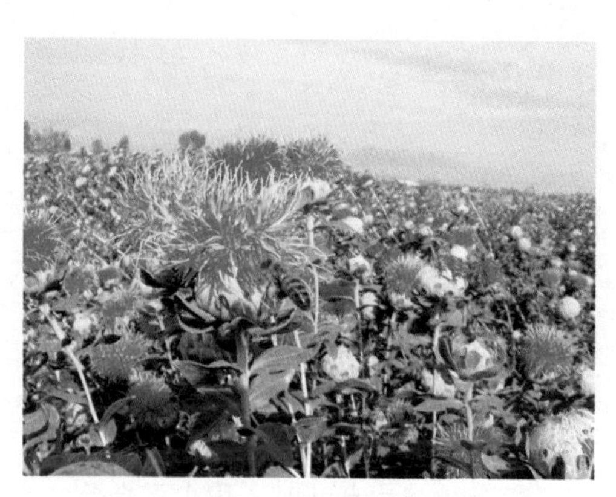

图3–5　云红三号

此外，还有云红四号和云红五号同样适宜海拔1000～1600m的区域。

确定品种后，种子应选择纯度90%以上，种子净度98%以上，发芽率80%以上，颗粒饱满、无霉变和无异味。

2. 种子处理

种植前宜用40%多菌灵胶悬剂300倍液浸种15分钟。

3. 播种

于9月中旬至10月上中旬利用较好墒情播种。若在海拔较高、冬季有霜冻的地区，宜10月中下旬播种。可采用宽窄行条播或等株行距点播或打塘直播。宽窄行条播：宽行60cm、窄行30cm或宽行45cm、窄行30cm，株距5～7cm。等株行距点播或

打塘直播：塘行距25cm×30cm，每塘留苗2株。播种深度为2～4cm。若土壤墒情不好，气候干旱，土质疏松，可适当深播；土壤黏重，温暖、湿润的地区，播种可稍浅。

三、田间管理

（一）补种

出苗后，对缺苗田块应及时补种。

（二）间苗

长至3～5片真叶时，拔去多余苗、小苗和弱苗，留苗时瘦地宜密，肥地宜稀。每亩留苗1.2万～1.8万株（图3-6）。

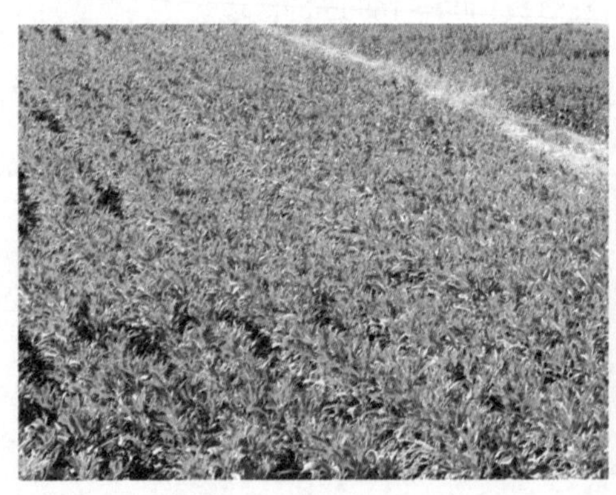
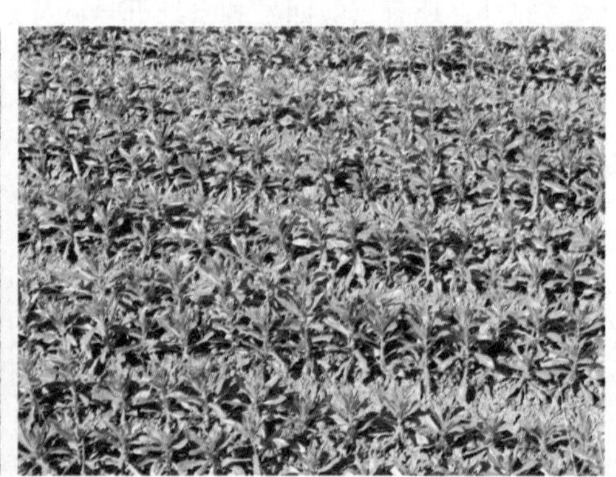

图3-6　间苗前与间苗后

（三）中耕除草、培土

生长前期及时中耕除草松土1～2次；分枝期进行行间培土。

（四）追肥

分枝期及现蕾前期，宜追施尿素，结合灌水施用，每亩施用10～15kg。

（五）灌溉、排水

在有灌溉条件的地块，根据土壤湿度、气候及红花生长情况，因地制宜灌水2～5次。灌溉在早晨和傍晚进行，不宜长时间浸泡墒面。多雨季节及时清沟排水。

四、病虫害防治

防治原则同新疆塔城及其周边产区。

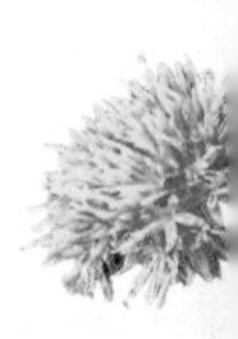

云南永胜县及其周边地区常见病害是白粉病、枯萎病、锈病、叶斑病（黑斑病或斑枯病）和炭疽病；常见虫害较少，主要为红花指管蚜。其中锈病和红花指管蚜的防治方法同新疆塔城产区，这里主要介绍白粉病、枯萎病、叶斑病（黑斑病或斑枯病）和炭疽病的防治方法。

（一）白粉病

白粉病的病原为一类专性寄生菌，在同一种植物上，有时可以被一种以上的白粉菌侵染。主要在叶片、嫩梢上布满白色粉层，白粉是病原菌的菌丝及分生孢子。病菌以吸器伸入表皮细胞中吸收养分，少数以菌丝从气孔伸入叶肉组织内吸收养分。发病严重时病叶皱缩不平，叶片向外卷曲，叶片枯死早落，嫩梢向下弯曲或枯死。

防治方法

1. 农业防治

前茬不选用十字花科作物；合理密植，增施鳞、钾肥，增强抗病力；排除田间积水，抑制病害的发生；发病初期及时摘除病叶，收获后清除病残枝和落叶，携出田外集中深埋或烧毁。

2. 生物防治

用2%农抗120水剂或1%武夷菌素水剂150倍液，或1%蛇床子素500倍液等植物源农药喷雾，7～10天喷1次，连续喷2～3次。

3. 药剂防治

预计临发病时用50%多菌灵可湿性粉剂500倍液，或70%甲基硫菌灵可湿性粉剂1000倍液，或75%代森锰锌（全络合态）800倍液，或65%福美锌可湿性粉剂300～500倍液等保护性防治；发病初期和发病后用戊唑醇3000倍液，或三唑酮1000倍液，或40%氟硅唑乳油5000倍液，或30%氟菌唑可湿性粉2000倍液，或25%丙环唑3000倍液，或12.5%晴菌唑1500倍液治疗性防治。

（二）枯萎病

红花枯萎病又称红花根腐病，是一类寄主专化性土传病害，主要危害根部，发病初期根部出现褐色斑点，茎基表面生粉红色黏质物，造成茎基部皮层和须根腐烂，引起植株死亡，纵剖根茎部可见维管束变褐色。受害植株下部叶片开始为黄色，以后逐渐枯萎，老的植株整株死亡。病原菌为红花尖孢镰刀菌（Fsarium oxysporum）。病菌主要以厚垣孢子在土壤中或以菌丝体在病残体上越冬，翌春产生分生孢子，从植株主根、茎基部的自然裂缝或地下害虫及线虫等造成的伤口侵入。侵入后病菌扩展到木质部，同时分泌毒素使植株枯萎死亡。后期病株根茎部产生分生孢子借风雨传播进行再侵染。种子也可带菌并成为初侵染源，引起远距离传播。发病高峰期在6月份，该时期是红花花蕾生长的重要时期，对红花产量造成了一定的损失。

防治方法

1. 农业防治

要严格做到轮作不重茬，保持土壤排水良好；及时拔除病株烧毁，病穴用石灰消毒；清除田间枯枝落叶及杂草，消灭越冬病原。

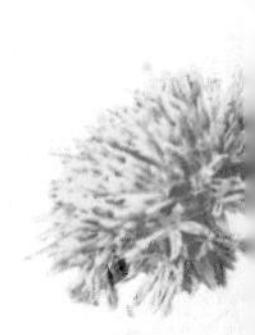

2. 药剂防治

用50%多菌灵，50%敌克松0.17%～0.20%的溶液等灌根。

（三）黑斑病

红花黑斑病的病原菌为半知菌亚门丛梗孢目链格孢属真菌红花链格孢，以菌丝体或分生孢子在土表或土中的病株体越冬。主要危害叶片，严重时也危害叶柄、茎、苞叶和花芽；叶片受害，先出现紫黑色斑点，后扩大为圆形褐色病斑，病斑上具有同心轮纹，最后病斑中央坏死；湿度较高时，病斑产生黑色或铁灰色霉层，即分生孢子梗和分生孢子。该病先从植株下部叶片开始发生，逐渐向中央上部叶片扩展，病情严重时整株叶片枯死。

防治方法

1. 农业防治

在红花播种前进行种子消毒；红花收后彻底清理田间，将病株残体清除田间集中烧毁；与禾本科作物轮作，增施磷钾肥，增强植株抗病力。

2. 药剂防治

发病初期采用1∶1∶500倍波尔多液或50%速克灵1000倍液喷雾防治，相隔7～10天喷施1次，连续喷施3～4次。

（四）斑枯病

红花斑枯病的病原菌为半知菌亚门腔孢纲球壳孢目壳针孢属真菌，红花壳针孢病原菌在土表落叶中越冬，翌年产生分生孢子进行侵染，多雨潮湿有利于发病，该病主要危害叶片，病斑圆形或近圆形，褐色。发病严重时，病斑融合，使整个叶片枯萎死亡。

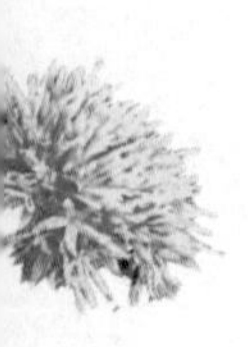

防治方法

斑枯病的防治措施同黑斑病。

（五）炭疽病

由半知菌亚门盘长孢属红花炭疽病菌侵染引起，发病温度20～25℃，高温高湿是发病的主要条件。罹病植株茎、叶梗、叶片及花蕾均可受害，病斑为紫红色或褐色棱形或长圆形，中心部分凹陷，灰白色，有时出现龟裂。在潮湿的条件下产生橙色黏状物，即病菌的分生孢子盘和分生孢子。

防治方法

1. 农业防治

选择抗病品种以及高燥、排水良好的地块种植，不连作；加强田间管理，拔除田间病株集中烧毁。

2. 药剂防治

以每千克种子用25g多菌灵拌种；发病初期用50%甲基托布津500～600倍液每7天喷雾1次，连续2～3次。

第三节　内蒙古五原县及其周边产区栽培技术

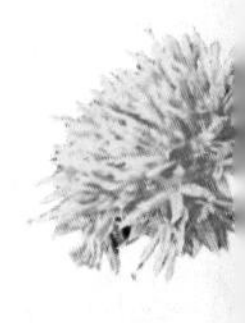

一、产区概况

五原地处内蒙古河套平原腹地，县域南临黄河（属黄河最北端），北有阴山横亘，东临鹿城包头，西与临河区接壤，是一颗有着两千多年文明历史的塞上明珠。地理坐标为东经107°35″70′～108°37″50′，北纬40°46″30′～41°16″45′。县境东西最长82km，均长62.3km，南北最宽55.5km，均宽40km。总面积2492.9km^2，占河套灌区总面积的1/4。

五原县的气候属于中温带大陆性气候，具有光能丰富、日照充足、干燥多风、降雨量少的特点。太阳年平均辐射总量153.44kcal/cm^2，仅次于西藏、青海；全年日照时数3263小时，平均气温6.1℃，积温3362.5℃；无霜期117～136天，相对较短，可避免农作物贪青恋长、推迟成熟而减产的弊端，可使农作物长势集中，丰产丰收。年均降雨量170mm，大多集中在夏秋两季，雨热同季，对农作物生长十分有利。

五原县的地势地形在大地构造单元上，属阴山天山纬向构造带，并受新华夏系构造的影响，形成内陆断陷盆地，整个辖区属河套平原，为第四纪松散的地层所覆盖，沉积了较厚的湖相地层。上部是冲积、风积层，主要岩性为细砂、粉砂和砂黏土互层。砂层层理清晰，厚度10～70m。中部为河湖交替层，主要岩性为淤泥质、粉砂与黏土互层。下部为巨厚的新老第四纪湖相沉积层，主要岩性为淤泥质砂黏土。土质膏腴肥美，适于农作物及各种植被的生长。

本节将从选地整地、繁育方式、田间管理以及病虫害防治等方面介绍内蒙古五原县及其周边地区红花栽培技术。

二、栽培技术

（一）选地整地

选择气候温暖、地势高燥、排水良好、中等肥沃的砂质壤土为好；不能选涝洼地及黏重土壤种植；不宜连作，前茬以玉米、高粱、大豆、小豆为好。

深耕土地，最好秋翻秋耙秋打垄或顶浆打垄。作1.3m宽、15～25cm高的垄，四周开好排水沟，以利排水。

（二）繁殖方法

1. 选种

选取适合本地栽培的红花品种。种子要求色白、颗粒大而饱满。

2. 种子处理

播前用52℃左右温水浸种10～12小时，捞出后转入冷水中冷却，晾干。

3. 播种

采用春播，3月下旬至4月上旬播种，当土壤解冻深度达5cm，地温达5℃时即可播种。适当早播，可延长营养生长时间，提高花和种子的产量。播种红花多采用条播和穴播。

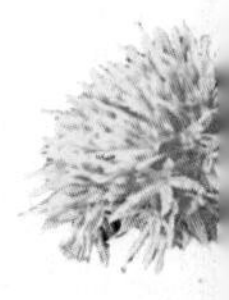

垄作：可在垄上开沟条播，或按株距20～30cm穴播，每穴播5～6粒种子，覆土5～6cm。

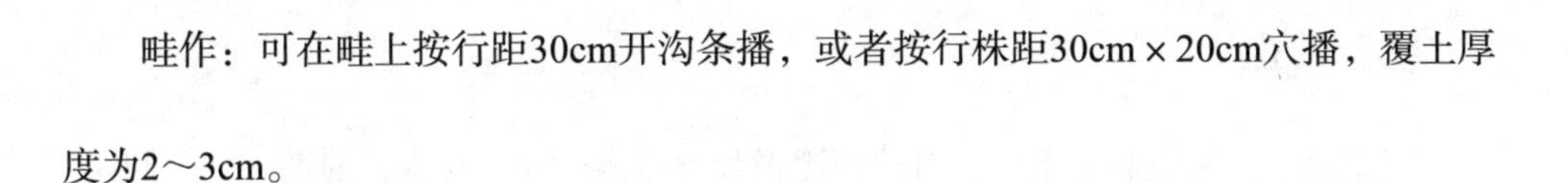

畦作：可在畦上按行距30cm开沟条播，或者按行株距30cm×20cm穴播，覆土厚度为2～3cm。

三、田间管理

（一）补种

出苗后，如发现缺苗，应带土补苗。

（二）间苗

当小苗高4cm左右时进行间苗，以行距40cm，株距25～30cm定苗。条播每隔

10cm留壮苗1株，苗高8～10cm时定苗，每隔30cm留苗1株。穴播每留苗2株（图3-7）。

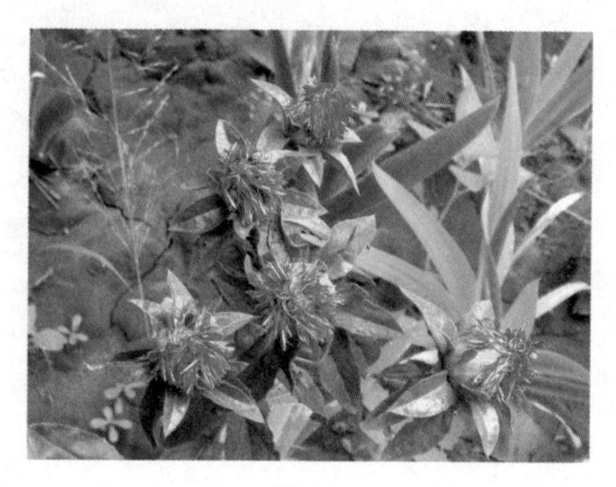

图3-7

（三）打顶

当红花茎长高至1m左右，分枝约20枝时打顶，打顶后需要加强肥、水管理。

（四）中耕除草

红花整个生育期中要中耕除草2～3次。3～5叶期进行第一次中耕除草。莲座叶丛期进行第二次中耕除草，分枝期进行第三次中耕除草。开沟深度15～20cm，以利灌水和防止倒伏。

（五）追肥

现蕾以后，氮吸收量下降，对磷钾肥吸收量增多。在红花生长前期，结合间苗、定苗每亩施腐熟的农家肥1000～1300kg；抽茎分枝期，植株封垄前，每亩追施腐熟的农家肥1500～2000kg，过磷酸钙15～20kg；现蕾初期，还可进行根外追肥，主要追施磷钾肥，每亩喷施2%过磷酸钙水溶液15kg。

（六）灌溉

一般采用细流沟灌或隔行沟灌，采用秋冬灌来保证早春地墒。种植红花一般需浇水3次，头水应在播后60天轻灌1次，分枝期至开花期应各浇水1次，整个生育期浇

水3次左右。如果遇到雨水多的年份，浇水量和浇水次数可适当减少。

四、病虫害防治

防治原则

防治原则同新疆塔城及其周边产区。

在内蒙古五原县及其周边产区的红花病害主要有锈病和枯萎病，锈病的防治方法同新疆塔城及其周边产区；枯萎病的防治方法同云南永胜县及其周边产区。虫害主要有红花指管蚜、地老虎、金针虫和蛴螬等，红花指管蚜防治方法同新疆塔城及其周边产区。

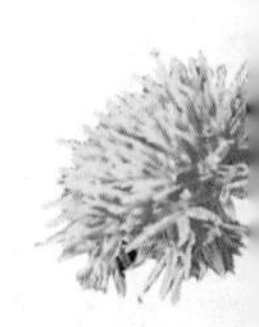

（一）地老虎

杂食性害虫，主要以幼虫为害红花幼苗和根，一般被害率在20%，严重时被害率高达45%以上，造成损失。前期以幼虫咬断红花幼苗基部造成缺苗断垄。后期主食红花根使产量降低，经济性状差。成虫白天潜伏于土壤缝隙、杂草间等，傍晚交尾。产卵具有强烈的趋化性，喜食糖和花蜜汁液。幼虫为害具有转移的习性，被害红花幼苗逐渐萎蔫。幼虫有假死性，在土下筑室越冬。

防治方法

1. 物理防治

成虫产卵以前利用黑光灯诱杀。成虫活动期用糖：酒：醋=1：0.5：2的糖醋液放在田间1m高处诱杀，每亩放置5～6盆。

2. 药剂防治

以下三种防治方法任选其一或综合运用：

（1）毒饵防治　每亩用90%敌百虫晶体0.5kg或50%锌硫酸乳油0.5kg，加水8～10kg，喷到炒过的40kg棉仁饼或麦麸上制成毒饵，于傍晚撒在秧苗周围，诱杀幼虫。

（2）毒土防治　每亩用90%敌百虫粉剂1.5～2kg，加细土20kg配制成毒土，顺垄撒在幼苗根际附近；或用50%锌硫酸乳油0.5kg加适量水喷拌细土50kg，在翻耕地时撒施。

（3）喷灌防治　用4.5%高效氯氰菊酯3000倍液，或50%锌硫酸乳油1000倍液等喷灌防治幼虫。

（二）金针虫

金针虫属于多食性地下害虫。在旱作区有机质缺乏、土质疏松的砂壤土和砂黏壤土地带发生较重。以幼虫钻入植株根部及茎的近地面部分为害，蛀食地下嫩茎及髓部，使植物幼苗地上部分叶片变黄、枯萎，为害严重时造成缺苗断垄。

防治方法

1. 农业防治

冬前将栽种地块深耕多耙，杀伤虫源，减少幼虫的越冬基数。

2. 药剂防治

每亩用50%辛硫磷乳油0.25kg与80%敌敌畏乳油0.25kg混合，拌细土30kg，均匀撒施田间后浇水，提高药效。或用5%毒死蜱颗粒剂，每亩用0.90kg，兑细土25～30kg，或用3%辛硫磷颗粒剂3～4kg混细砂土10kg制成药土，在播种或栽植时撒施，或用90%敌百虫晶体或50%辛硫磷乳油800倍液灌根。

（三）蛴螬

蛴螬幼虫能直接咬断幼苗的根茎造成枯死苗，或啃食块根、块茎使作物生长衰弱。

防治方法

1. 农业防治

冬前将栽种地块深耕多耙，杀伤虫源，减少幼虫的越冬基数。并合理施肥，适时灌水。

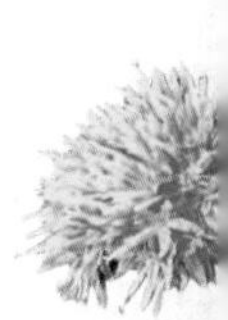

2. 物理防治

利用成虫的趋光性，在其盛发期用黑光灯或黑绿单管双光灯（发出一半绿光一半黑光）或黑绿双管灯（同一灯装黑光和绿光两只灯管）诱杀成虫，一般50亩地安装一台灯。

3. 生物防治

防治幼虫施用乳状菌和卵孢白僵菌等生物制剂，乳状菌每亩用1.5kg菌粉，卵孢白僵菌每平方米用2.0×10^9孢子。

4. 化学防治

（1）毒土防治　用50%辛硫磷乳油0.25kg与80%敌敌畏乳油0.25kg混合，拌细土

30kg，或用5%毒死蜱颗粒剂，每亩用0.6～0.9kg，兑细土25～30kg，或用3%辛硫磷颗粒剂3～4kg，混细土10kg制成药土，在播种或栽植时撒施，均匀施田间后浇水。

（2）喷灌防治　用90%敌百虫晶体，或50%辛硫磷乳油800倍液等药剂灌根防治幼虫。

第四节　采收与产地加工技术

中药材采收与产地加工的过程，是炮制和制剂前重要的环节，直接影响饮片或中成药的质量以及用药安全。若采收时间不当、产地区分不明、采收的药材掺假，或者在产地加工时净选不当、干燥不规范等，都会影响中药质量，从而影响药材使用时的疗效。因此做到合理的采收中药材，对保证中药质量，保护和扩大药源有重要意义。由于红花的采收与产地加工技术各地区基本一致，所以本节进行整体介绍。

一、采收

（一）花瓣采收

当红花生长的大田中，发现有初现花的单株或单花蕾时，则红花将进入收获期。云南永胜县地区，由于播种时间早，霜期短或没有霜期，冬季可缓慢生长。因此，逾年的3～5月份即可进行采收；当然，也有播种晚，6月份采收的；新疆塔城地区，春季土壤解冻后播种者的当年7～9月份采收。

红花采摘时间应选择在早晨日出露水未干前，苞片锐刺发软时采摘为好。但也不能太早，因为露水过多时，使采摘下的红花易粘在一起，不便于晾干。进入收获期时要准备好人力，准备好采收红花的工具（一般根据大田长短，备竹篮或其他盛花序的器具，下铺报纸；为了方便采摘，也可以腰间束以袋，每采摘到地头，把袋中的花序放在地头上），2～3天后全田大部分花蕾盛开。采收时，用一只手的拇指、食指、中指和无名指，轻捏花蕾顶部的花序下部，向一边少转并往上提，花序就轻松的被采下了。每一批的采摘以只采花序由黄转红时为标准，做到花序黄色不转红不采、倒（藏）在下面的花蕾不漏采。每个花蕾一般发出三批次花序，第一批次占总产量的60%，第二、三批次各占20%。每一批次间隔3～5天，所以，红花从开始出现花序至开花结束，一般为15～20天。初开的花序从花蕾的顶端中部发出，6～14根不等，长度2～3cm，水灵色黄；第二天，花序从上而下逐渐由黄变红，这时，是红花采收的最佳时间，要抓紧分批采摘。花冠全部金黄色或深黄色的不宜采收（图3–8）。

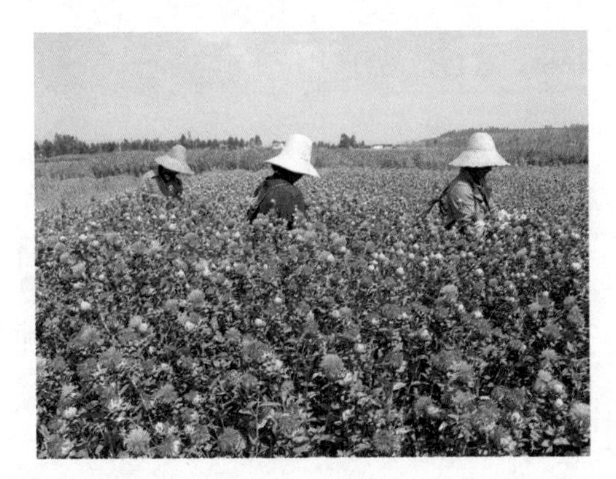

图3–8　采花

（二）种子收获

开完花的红花花序，随即进入了种子灌浆成熟期（这时根外喷施叶面肥，能提高红花籽产量的20%），待红花大部叶片发黄枯萎，即可以收获红花籽；小面积种植的，可以用镰刀割下全株，晒干，脱粒（不能用碌轧）；大面积种植的，最好用收获小麦的联合收割机，适当调整后即可以收获。收后的红花籽干净、无破碎、不霉变、质量好、效率高，晒干扬净，即可以出售（图3-9）。

图3-9　种子成熟

二、产地初加工

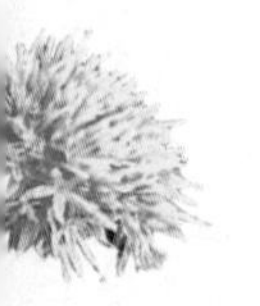

（一）产地初加工目的

除去非药用部分、杂质及泥沙等；按要求进行加工修制，符合法定标准和商品规格，进行产品分级。

（二）场所和用具

红花的初加工场所应清洁、通风，具有遮阳、防雨的设施。每次加工前后要将场地打扫干净，保持现场整洁，不得留存加工完的下脚料等，做到“日清日洁”。

（三）初加工原则

干燥至用手握花序基本能成团，松手即全部散开。

（四）初加工方法

1. 除杂

人工挑除夹杂于其中的枯枝、杂草等杂质部分。

2. 干燥

根据种植的面积大小，采收前在地头上搭设阴棚，棚架可选用自己当地的原材料，竹木结构即可；阴棚宽1.2m，高1.8m，长度不限，在1.8m高度中，每隔30cm做一层，层下面放置尼龙纱窗；棚上部搭设水泥瓦或其他防雨防晒的材料。采收的红花花序应立即薄摊在棚架上，厚度2cm左右，不可太厚，在空气湿度不大，风力3级左右的情况下，花序中的水分2～3天就基本挥发掉。

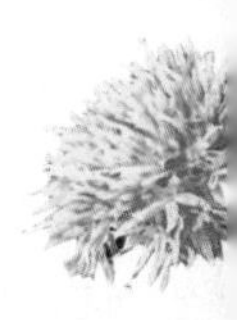

3. 包装

通常采用细麻袋或布袋包装。在盛红花的布袋中视数量多少放入木炭包或小石灰包，以保持干燥，起防潮作用。只有搞好防潮才能保持红花颜色鲜艳。

4. 运输

运输工具必须清洁、干燥、无异味、无污染、通气性好，运输过程中应防雨、防潮、防污染，禁止与可能污染其品质的货物混装运输。

5. 储藏

贮藏置阴凉、干燥处，防潮、防蛀。传统贮藏法：将净红花用纸分包（每包500～1000g），贮于石灰箱内，以保持红花的色泽。如果发现红花受潮、生虫，可以用火烘，但切忌用硫磺熏，也不得用烈日晒，否则红花易褪色。红花贮藏的安全水

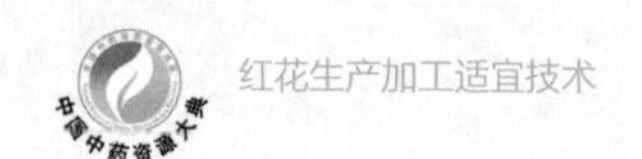

分为10% ～13%，在相对湿度75%以下贮藏时不至发霉，红花的含水量如果超过20%，10天后便会发霉，故入库前对红花进行水分检查十分必要。干花及种子应贮藏于干燥通风处，以防止霉烂变色，影响质量。

参考文献

［1］杨承乾. 红花的高产优质栽培技术［J］. 农技服务，2016，16（33）：29-31.

［2］巫双全. 第六师红旗农场红花高产栽培技术［J］. 新疆农垦科技，2014（4）：20-21.

［3］沈寿红，刘春连. 红花高产栽培技术［J］. 农村科技，2010（5）：68-69.

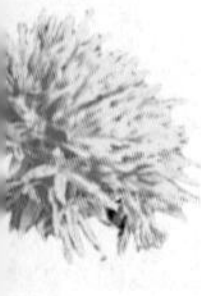

［4］谢晓亮，杨彦杰，杨太新，等. 无公害中药材田间生产技术规程［M］. 石家庄：方圆电子音像出版社，2013.

［5］刘旭云，杨谨. 红花栽培新技术［M］. 昆明：云南科技出版社，2011.

第4章

红花特色适宜技术

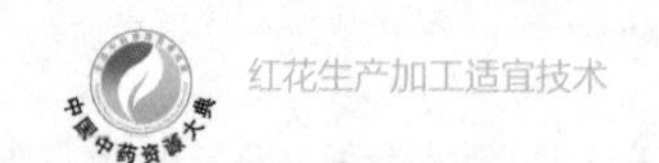

中药材人工种植中的特色适宜技术是当代种植户和科研人员为应对恶劣环境、增加产量和改善种植户生活质量而开发的新技术，经过多年实践经验的总结和科研技术的研究，在特殊区域形成的具有特色地点的特色适宜技术，具有非常广泛的实用性，使药材种植在恶劣的环境中不受影响，并增加了当地农户的收益。在第四次全国中药资源普查中，结合文献调研，通过对红花主产区栽培技术的梳理和分析，总结出5项红花栽培中的特色适宜技术：红花秋播栽培技术、红花-农作物间套作种植技术、红花-树上干杏间作种植技术、红花膜下滴灌栽培技术、红花冬播栽培技术。现简单介绍如下。

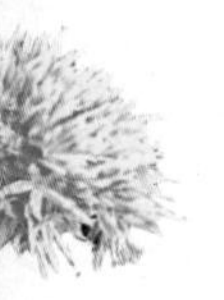

第一节　红花秋播栽培技术

一、适宜产区及其概括

红花秋播栽培技术适用于云南永胜县及其周边地区。红花种植产业是当地政府主要扶植产业之一，2003年永胜县开始红花秋播栽培技术研究，经过多年努力，该技术已十分成熟，现已被广泛应用于当地红花种植。2010年永胜县的秋播红花规范栽培技术被国家标准化管理委员会列入第七批全国农业标准化示范区和中央农业科技推广扶持项目。2012年9月28日，永胜县秋播红花规范栽培技术发布为地方标准化种植技术，经大面积推广种植后，4年累计推广9.12万亩，新增产值18 741万元，经济、社会、生态效益均十分显著。

二、技术要点

由于云南永胜县特殊的地理气候特征（详见第三章第二节），该地区红花秋播时间略有差异。秋播红花的种植区域为无霜或轻霜的区域，如金沙江沿岸及其支流海拔1500m以下的无霜区域，或是海拔1600m的三川坝及类似的轻霜冻区域时，播种时间为9月中旬至10月上中旬；若在海拔较高、冬季有霜冻的地区，如海拔1670m的宏德及其周边地区，宜10月中下旬播种。过早红花产量低、病害重，过晚则影响下季作物播种且其产量低，因此应适时播种。其他栽培技术操作规程详见第三章第二节内容[1-2]。

三、特点与原理

1. 特点

永胜县的红花春播改为秋播后，红花的品质得到了明显的提高，并且与春播相比较，其花丝及花籽产量得到了明显的提高，红花丝平均亩产40.23kg，红花籽平均亩产109.54kg，花丝与花籽二者每亩纯增产值1750元，与当地常规作物小麦相比，每亩增加产值1100元，扣除每亩新增生产成本，每亩纯增产值900元，农民新增经济效益十分显著，具有广泛的推广价值。

2. 原理

由于当地的自然条件利于红花的营养生长和生殖生长，10月份播种的红花，光、

温、水、土条件与红花发育及生理特点相适应，冬前恰好长出8～9叶，进入冬季时与最耐低温的莲座期相遇，地上部分缓慢生长，莲座期延长，使地下部分得到充分生长，与春播红花相比较，全生育期延长40～50天，为开春后的红花生殖生长打下了良好的营养基础；开春后温度逐渐升高，日照逐渐延长，有利于红花的生殖生长，加之采取人工灌溉，满足了红花对水分的需求，可控性强，有利于抑制病害的发生，充分发挥了红花的产量潜力。同时在伸长期结合追肥，中耕培土起垄，使红花健壮生长，从而获得了较高的花丝、花籽产量。云南永胜县地区的秋播红花栽培技术研究已相对成熟，在当地已进行成片示范。

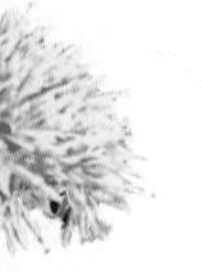

第二节　红花-农作物间套种植技术

一、适宜产区及其概括

由于永胜县及其周边地区特殊的气候特征，当地粮食作物类型主要是稻类、玉米、麦类、薯类、杂粮等，经济作物主要有烤烟、棉、甘蔗、花生、油菜、大麻、亚麻等，其中玉米为当地主要的粮食作物之一，占粮食种植总面积的21%以上，烤烟生产是当地财政创收的支柱产业之一，2013年全县种植烤烟7.3万亩，菜豌豆具有较高营养价值，目前主要产于云南永胜、保山等地区，也是当地主要经济作物之一。红花-农作物间套作种植技术是永胜县及其周边红花种植中常见种植模式，其中红花-玉米抗旱免耕套作栽培技术、红花-烤烟套种栽培技术、红花间作菜豌豆与玉米套作一年三熟高效栽培技术等是目前生产中主要采用的种植模式，现将其技术要点简单介绍如下。

二、技术要点

1. 红花-玉米抗旱免耕套作栽培技术

选择土层深厚，排灌方便、不渍水的壤土或砂壤土田块，于4月中旬进行玉米播种，玉米行距70～75cm，株距视玉米品种株高等进行调整，达到合理密植的要求。其他栽培操作按正常玉米栽培技术进行田间管理。9月份中旬玉米收获后，当土壤含水量在75%左右时，将采收后的玉米秸秆砍下，在种植玉米的垄上开两条平行20cm的浅沟，沟心距原玉米植株10cm左右，两条沟心间距20cm左右，在浅沟内每亩施入农家肥2000kg，磷肥50kg作为种肥，施肥后在肥料上覆土约5cm，然后红花播种。

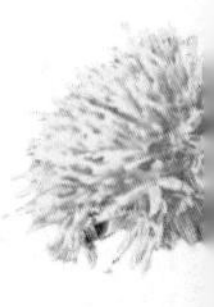

播种时要求将红花种子播于垄沟的沟心位置，行间距为20cm，呈等边三角形播种，为了防止缺苗，可隔穴加播一粒种子，加播种子距正常播种位置3cm。如果正常出苗则在3～4叶时拔掉加播的种苗，出现缺苗时则将加播种苗留下，播种前需晒种2天，播种后将玉米秸秆截成15cm的小段覆在田间，用来防止田间水分蒸发。红花播种密度保持在每亩9000～15 000株，大行距与玉米行距相同，为70～75cm。高肥力田块穴距保持在20cm。每穴留一苗，每亩的株苗控制在9000～10 000株。中等肥力田块穴距为15cm，每穴留苗1株，每亩留苗1.2 万～1.3万株；低肥力田块穴距为13cm，每穴留苗1株，每亩留苗1.4万～1.5万株。

因采用免耕法种植，加之地面上覆有秸秆用来防止土地的水分蒸发，在遇干旱时，前期不需灌溉，当红花长至30cm时中耕培土1次，以防后期倒伏。红花现蕾时需追施10～15千克/亩的尿素。追肥后进行灌溉。2月中下旬进入花期后，有条件的田块灌溉2～3次[3]。

2. 红花-烤烟套种栽培技术

选择土质疏松、有机质丰富、耕作层深厚，并具有一定灌溉条件的田块种植，要求前茬未栽过烟或者茄科作物。于4月中旬移栽烤烟苗，移栽行距为120cm，株距为50cm，其他栽培操作按正常烤烟栽培技术进行田间管理。于7月下旬至8月上旬，烤烟中下部的烟叶采收后，清除田间杂草并进行浅耕松土。根据烤烟田实际情况，于雨后或灌溉后2～3天，用锄头在烟垄两侧打穴进行红花点播，穴距为15cm，每穴播种3粒，每垄2行。当红花苗高8～10cm时进行间苗，每穴留苗2株，缺苗的地方用间下的壮苗补齐。10月上旬烤烟收获结束后，结合清除烟秆进行红花中耕除草。伸长期进行中耕并培土，以防倒伏。红花生长前期主要利用种植烤烟时所施肥料，烤烟采收结束后结合中耕进行追肥，每亩追施尿素30kg，分枝期每亩追施复合肥50kg，现蕾初期每亩叶面喷施磷酸二氢钾300g兑水40kg，每隔7天喷1次，共喷2～3次。田间管理前期灌溉与烤烟同时管理，烤烟收获后根据田间情况进行适时灌水，灌水时以保持土壤湿润为宜[4]。

3. 红花间作菜豌豆与玉米套作一年三熟高效栽培技术

玉米栽培技术要点同红花-玉米抗旱免耕栽培技术，在上年10月上旬玉米收获后，及时耕地抢墒播种，进行第1茬红花间作菜豌豆。红花间作菜豌豆时需进行打垄，垄面宽1.2m、垄沟宽30cm，一次性施足肥料，亩施厩肥1000～1500kg加25%三元复合肥40kg，红花与菜豌豆抢墒同时播种，一次全苗。播种量：每亩用红花籽2～3kg、菜豌豆12～15kg，播种后盖土深度不超过5cm。次年1月上中旬开始收青豌豆，2月上旬收获结束，红花3月中旬开始采花（籽花），4月中旬收获结束。在红花采收结束后，即开始开沟轮作种植玉米，1m开沟，实行单行双株条播。株距30cm，每亩有效株数在4000株以上。底肥施在两穴种子之间，严禁与种子接触。底肥肥料用量同红花间作菜豌豆。播种视降雨情况，一般降雨量在35mm以上，由科技人员指导统一播种，每穴播3～4粒，5月20日前播种结束。

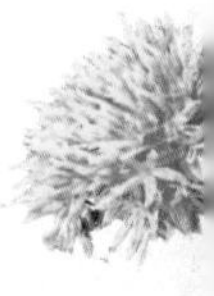

在玉米长出4～5片叶时（6月15日至6月20日）间苗，每穴留2株，原则上是去高除低留匀；苗肥肥料用量：每亩施尿素10kg加16%过磷酸钙20kg，在施肥的同时，进行中耕除草低培土。在玉米大喇叭口期（7月20日前）每亩施尿素20kg加16%过磷酸钙30kg作穗肥，并中耕除草高培土。10月上旬收获玉米[5]。

三、特点与原理

1. 特点

红花与玉米、烤烟等耐旱、浅根系且生长期短的农作物进行间套作等复合种植模式属于中药材立体种植模式中的农田平原立体模式，结合当地的生态环境特点和种植习惯，充分利用土地资源，减少生产投入，在不影响红花的品质的前提下，极大地提升了农民的经济效益。

2. 原理

合理的间套作，在不影响经济作物产量的基础上，节约利用空间和时间，以达到增产、增效、稳产保收、协调农作物争地矛盾的目的。目前间套作栽培技术已经成为常用的栽培种植模式。合理的间套作首先满足的条件是在空间上的互补。将空间生态位不同的作物组合在一起，使其在形态上一高一矮，叶形上一圆一尖，叶角一直一平，生理一阴一阳，最大叶面积出现的时间一早一晚，同时再结合作物生物学特性之间的差异，使其从各方面适应其空间分配的不均匀性。在苗期扩大全田的光和面积，减少漏光损失；在生长旺盛期，增多叶片层次，充分利用光合作用；生长后期，维持较高叶面积指数，增加营养积累，在整个生育期内实现密植效应。第二是时间上的互补。因两作物生育期的差异，从时间上提高了对光、热、气资源的利用效率，套作时效果更好。第三是地下养分、水分的互补。利用作物营养生态位的异质性，全面、均衡、协调地利用土壤养分，维持土地生长力。作物的根系有深有浅，有疏有密，密集分布范围不同，二者进行间套作时，能够更好地利用不同土层的养分和水分，特别是在水土流失严重的坡地和山区，可增加地面覆盖和地下根量，还能减轻风蚀和水土流失。第四是生物间的互补。不同作物本身或其分泌物能够产生某些生物互补效应。间套作复合群体改变了单作时的田间小气候，使对环境适宜性差的病虫害减少，同时增大地面覆盖，抑制杂草生长，减轻作物草害[6]。

因永胜县地区水资源十分缺乏，境内无天然湖泊，大部分农田灌溉依靠地下水，同时，由于永胜县处于低热河谷区，当地耕地资源十分紧张，为了减少灌溉成本，解决长期存在着经济作物与粮食作物争地的矛盾，当地农民将红花与当地玉米、烤烟、菜豌豆等耐旱、浅根系且生长期短的农作物进行间套作种植。充分利用二者或三者之间在时间上、地下养分和水分以及生物间的互补优势进行间套作，大大地提升了农民的经济效益，为该地区旱地种植结构调整提供了参考。

第三节　红花-树上干杏间作种植技术

一、适宜产区及其概括

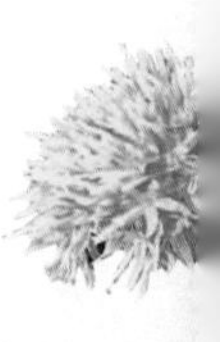

红花-树上干杏种植技术适合新疆尼勒克县及其周边地区。位于新疆塔城地区的尼勒克县，其山区气候特征明显，日照长，昼夜温差大，东部和西部气候差异明显，降水比较丰富，无霜期短，春季气温变化剧烈，秋季降温较快，冬季冷热悬殊，多东风和西风。由于其特殊的气候特征，该地主要经济作物为树上干杏等，树上干杏是伊犁河谷特有良种，营养丰富，果仁香甜。果仁药用价值高，口感好，老少皆宜，广受当地及内地消费者的青睐。同时由于树上干杏是当地农牧民增收致富的主打产业之一，当地政府制定出台了《尼勒克县发展经济林奖励办法》等扶持政策，鼓励大户承包集中连片造林，截至2015年树上干杏在尼勒克县的种植面积为1万亩。红花也是当地的主要经济作物之一。由于红花和树上干杏对土壤的要求不严，树上干杏在前期植株小，不挂果，二者间作，给农民带来了巨大的收入。目前该项特色适宜栽培技术已被广泛运用于新疆尼勒克县及其周边地区。

二、特色适宜技术要点

选择地势相对平坦，坡度小于20°的地块，土层厚、土壤肥力中等、排水良好的壤土质田块。前茬作物在秋收后及时深耕30cm灭茬，秋耕整地时要及时耙地保墒。为了防炭疽病，用30%菲醌，按红花种子重量1%浓度拌种，用15%粉锈宁按种子重量0.4%浓度拌种来防锈病。拌种后闷种12小时，晾干后进行播种。红花播种时间在3月下旬至4月上旬，地温为5℃时即可播种，播种行距为50cm，深度5cm左右，覆土压实，每亩播种量为2.5～3kg，同时每亩施磷酸二铵20kg。

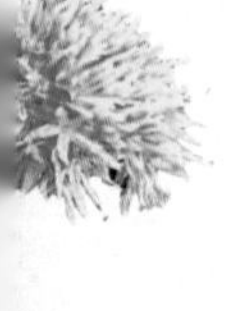

红花播种后1～3天内进行树上干杏的定植。由于树上干杏成龄后树形高大，一般采用长方形行距与株距4m×3m株行距。每隔 6～8行留一条6m宽的作业道。采用机车开沟的方法进行定植，深沟30cm，在深沟内挖60cm的定植穴，将定植穴中挖出的土壤按表土与底土分开存放，用腐熟厩肥和表土按2：1的比例混合营养土，定植前在定植穴内施入20cm厚度的营养土，定植后立刻进行灌溉，2～3天后扶正苗木，把坑填平后覆土保墒。

新栽杏树要及时科学合理定干。一般采用短截法定干，定干高度60～70cm，杏树定干后对短截口应采取必要的保护措施，以防因伤口失水，造成新栽短截口以下部分抽干。因此，定干后要对短截口涂一层油漆。在红花长出6片真叶时进行定苗，株距控制在10cm左右，同时结合定苗情况进行第1次中耕除草，在现蕾前进行第2次中耕除草，在出苗后2个月浇水1次。在红花分叉之前进行根外追肥，第二次中耕后用叶面宝、磷酸二氢钾等进行叶面喷施。

红花在7月中旬开始开花，选择在天气晴朗的清晨采摘，可重复采摘已开放的花蕾，待摘后15～20天种子成熟即可打籽。同时也要对树上干杏树体进行管理，定干后，新梢长到60cm左右时，选方位合适的新梢3～4个作为主枝，在40～45cm处短剪，促起潜伏芽萌发。7月份时结合修剪摘心去除顶端优势，控制生长，把其他枝拉平，扩展树形。冬季修剪在夏季的基础上，选留侧枝及主枝延长头，并对其截头。使其开张延伸，侧枝开角缓放，剪除过密的竞争枝。第二年结合夏剪，在侧枝上培养枝组，对主枝延长头继续留外芽短截，递次修剪，扩大树冠。第三年挂果。果树成形后，修剪以继续培养结果枝去除徒长枝、过密枝、病虫枝和弱小枝为主[7]。

三、特点与原理

1. 特点

红花与树上干杏间作的栽培技术属于中药材立体种植模式中的山地丘陵立体模式，在不影响树上干杏产量的基础上，增加了红花的收入，大大提高了当地农牧户的经济收益。

2. 原理

红花与树上干杏间作栽培技术，充分利用了二者之间在空间上、时间上、地下养分和水分以及生物间的互补优势进行间作（详见第四章第二节红花-农作物间套作种植技术原理部分内容）。因红花与树上干杏生长气候环境和土壤条件极其相近，二者间作既解决了树上干杏前期植株小、不挂果、没有收益问题，又因红花病虫害少、需水量小、人工采摘，可避免杏树苗机械损伤。此外，因树上干杏幼树期与红花间作不产生光、热、水、肥竞争，并且利用季节差在红花收获后可以进行杏树修剪整形等，从而提高了土地利用率，增加了农户收益。

第四节　红花膜下滴灌栽培技术

一、适宜产区及其概括

红花膜下滴灌栽培技术适用区域为新疆裕民县及其周边地区。裕民县隶属塔城地区，裕民县作为新疆乃至全国最主要的红花产区，有着“中国无刺红花之乡”的美称。裕民县的红花花丝色泽鲜亮，红花籽的含油率高，油品质好。2015年，裕民县红花种植面积首次突破18万亩，种植面积占全国总面积的20%以上，已成为全国最大的红花种植产业基地。近年来，裕民县大力推广膜下滴灌技术，通过近几年的试验、探索，已形成一整套成熟的种植模式，被广泛用于新疆裕民县及其周边地区。

二、特色适宜技术要点

种植选择地势平坦，土层深厚、土壤肥力中等以上的砂壤土或壤土，前茬以打瓜、油菜、小麦等为宜，切忌重茬。采用机械耕地，耕深20～25cm，整地后田间不要有大于5cm以上的土块。播种前24小时，进行土壤封闭处理，每亩用70g禾耐斯兑水50～60kg，喷施于土壤表面。采用机械播种，播种机选用2MBJ-1/4型红花铺膜专用播种机，行驶速度控制在2～4km/h以内，播行要到头，畦埂浇水和旱地上播种要留足横头进行地头横播，每行播种对接要合理，防止漏地过大和刮破前行已播地膜。播深4～5cm，红花亩播种量控制在1.5kg以内或每穴2粒种子。要求播深一致、播量均匀、播行端直、行距一致、覆土严密、膜表平整、膜边（中）压土紧实。出苗后发现缺行断垄要及时进行人工补种，出苗前遇雨板结时，要及时疏松穴孔表土，力争全苗。当幼苗4～6片真叶时进行定苗，每亩留苗1.7万株左右，定苗结合株间松土，消灭杂草。中耕除草可采用机械和化除2种方法，定苗前可机械除草1次，耕深8～12cm，红花伸长初期进行第2次中耕除草，耕深14～16cm。化除选用高效盖草能，亩用药剂30ml加水50kg。

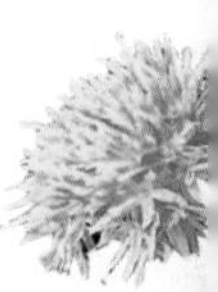

红花的全生育期需要滴水4～6次。一般情况下，第1次在6月10日前后，亩滴水25m^3，加尿素2kg；第2次在6月22日前后，亩滴水35m^3，加尿素2kg；第3次在7月2日前后，亩滴水35m^3，加尿素5kg；第4次在7月12日前后，亩滴水40m^3，加尿素3kg、磷酸二氢钾3kg；第5次在7月22日前后，亩滴水40m^3，加尿素2kg；第6次在8月2日前后，亩滴水20m^3。红花滴水与土壤、气候、苗情有关，缺水年份可适当增加滴水量与滴水次数。

当花冠裂片开放、雄蕊枯黄、花色鲜红油润时即可采摘，采花以清晨为宜，此时花冠不宜碎裂。采收的花丝应放在通风处晾干，忌在烈日下晒干。当花丝采收后，80%以上果球开裂，外部苞叶变黄，植株叶片枯黄，用手压二级分枝果球粒容易脱落时即可机械收获[8]。

三、特点与原理

1. 特点

新疆裕民县及其周边地区采用的红花膜下滴灌种植方式，其产生的经济效益与条播相比，红花籽亩产量增加40kg以上，红花丝亩产量增产5kg左右，亩增加收入500元以上，可节约用水45%以上，平均每亩节肥15kg，综合节本增效约700元，大大地提高了当地农民的经济收入。

2. 原理

膜下滴灌技术是滴灌技术和地膜覆盖技术有效结合、优势叠加的产物，是地膜抗旱技术的延伸与深化。该技术为作物生长适时适量提供所需水分和养分，破除了水源温度、全凭自然给予旱涝靠天的传统观念，通过对自然环境人为地、科学地进行干预，从而营造出独特的小气候。具有节水、省地、排盐、提高作物品质和产量、省工、提高肥料利用率等优势，特别是减轻了农民的劳动强度，同时由精准灌溉带动精准播种、精准施肥、精准用药，并且工程造价便宜。

塔城地区属于资源性缺水地区，水资源时空分布不均，年际年内变化较大，无法满足当地农业、种植业灌溉所需用水，严重制约了当地的经济发展。而现代农业采用的新型栽培种植模式——膜下滴灌技术，解决了这一难题，截至2014年6月底，建设滴灌面积593万亩，占总灌溉面积的73.7%。红花膜下滴灌技术的应用，大大提高了生产率，并且解放了劳动力、提高生产效益、促进增产增收，此外由于膜下滴灌种植方式使得地表积温增高，不仅加速了红花的生育过程，还提高了红花的品质。这使得红花膜下滴灌栽培技术在塔城地区得到广泛推广。

第五节　红花冬播栽培技术

一、适宜产区及其概括

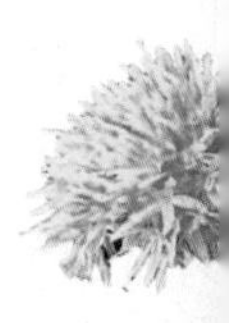

红花冬播栽培技术适用于新疆塔城及其周边地区，该地区四季交替不分明，春季气温回升快而不稳定，夏季短促而炎热，冬季漫长而酷冷。根据红花耐寒、怕高温的生物学特性，结合当地气候特征，当地农民总结出红花冬播特色栽培技术，该项技术现已被广泛应用于当地红花种植。

二、特色适宜技术要点

新疆塔城地区的红花冬播技术要点主要是：在上一年10月中旬进行秋耕，平整土地，在11月上旬降雪前按播种规范将种子播于土中，注意若此时降雨，土壤湿度大，气温升高，种子萌动发芽，降雪后幼苗冻死。其他操作同第三章第一节新疆塔城及其周边地区栽培技术部分内容。

三、特点与原理

1. 特点

新疆塔城及其周边地区采用的红花冬播栽培技术，具有增产、提高红花品质、增加当地农民收入等特点。

2. 原理

冬播红花具有高产、耐寒、可越冬的特点。首先，红花在冬播后种子并未萌动，降雪后种子进行休眠。待来年雪化时，土壤湿润，温度回升后萌动发芽，较好的利用雪水，与春播红花相比较，收获时间比春播红花能早近20天，这为种植第二茬农作物提供了充足的生长时间，最大限度地利用了土地和时间。其次，冬播红花在生长过程中不与其他作物抢水，可以充分利用早春解冻后的土壤水分，避免了春播干旱对出苗的影响，也避免了夏播、秋播后遇雨对出苗的影响，而且不与农作物争农时，到了开花季节，因气温较低，有效地减少了病虫害，从而提高作物产量。此外，与春播红花相比，冬播红花枝干粗壮、不易倒伏、抗旱能力强、分枝、果球数都要多，并且在生物学特性、适应性及产量表现较稳定。最后，因种子通过严冬季节土层层积还可软化种皮，提高了种子田间出苗率，达到了提高红花种苗产量和质量的效果。目前，该项技术现已在新疆塔城地区及其周边地区大面积推广。

参考文献

[1] 张兆麟，子炳烈，李宗林，等．永胜县秋播红花规范栽培技术研究与应用［J］．农业科技通讯，2013（5）：196-199.

[2] 张兆麟，子炳烈，李宗林．永胜县秋播红花栽培技术研究［J］．云南农业科技，2008（4）：21-23.

[3] 李子旭，子炳烈．玉米地红花抗旱免耕种植试验初报［J］．云南农业，2015（3）：44-45.

[4] 陈天菊．烤烟套种红花栽培技术［J］．现代农村科技，2012（3）：14.

[5] 曾林，陆顺生，吴桂仙，等．红花间作菜豌豆与玉米轮作一年三熟高效栽培方法［J］．特种经济动植物，2012（10）：42.

[6] 蔡承智．间套作增产原理［J］．农村实用技术，2001（2）：62-63.

[7] 马兆萍，加娜尔古丽·阿迪勒．树上干杏间作红花栽培技术［J］．科学种养，2016（3）：85.

[8] 陈万军．红花膜下滴灌栽培技术［J］．农村科技，2011（6）：55-56.

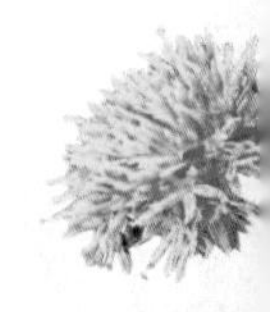

第5章

红花药材质量评价

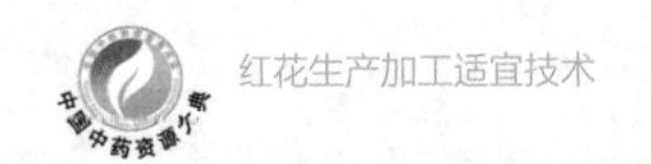

中药是我国传统文化的重要组成部分，经历了几千载的传承，以其确切的疗效及独特的保健功能受到人们的重视。中药材质量的优劣直接关系到临床疗效的好坏。为控制不同产地药材的质量，规范生产，保证患者的用药安全，国家制定了各级别中药材质量标准[1]。市场上也对中药材进行了规格等级的划分，其直接反映了药材质量的优劣，并与价格直接挂钩。红花，作为药食两用的常用大宗中药材，其质量问题不容忽视，本章我们将从红花的本草考证及道地沿革、现行法定标准（2015年版《中国药典》一部）和药材市场的混伪品鉴别与商品规格等级三个角度来评价红花药材质量的优劣。

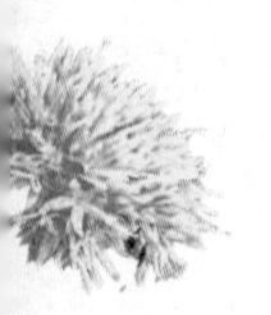

第一节　本草考证与道地沿革

本草考证是从古代医药学典籍着手，利用考古的方法，对中药材的基原、产地、质量等方面进行调查研究；是从生产实际中发现问题，从古代本草资料中捋清发展脉络，寻求历史原因，并提出去伪存真的合理见解。道地沿革是探究中药材的道地产区变迁情况，属于本草考证范畴。对红花药材的本草考证与道地沿革研究[2-5]，有助于我们捋清红花的基原、道地产区等相关本草信息，能更好地对科学研究、临床用药及现代化生产进行指导。

一、本草考证

红花是红蓝花的简称，其名始见于宋代的《本草图经》，曰："红蓝花，即红花也。"历代本草均以红蓝花记之。早在先秦时期的《山海经》中就有对于西域药材红花的描述。相传为张骞出使西域时带回，据《博物志》记载："张骞得种于西域，今沧、魏地亦种之。"红花最初是作为胭脂及红色染料使用，晋代崔豹《古今注》卷下记载："燕支叶似蓟，花似蒲公，出西方，土人以染，名为燕支。中国人谓之红蓝，以染粉为妇人色，谓之燕支粉。"《齐民要术》卷五也有红花作为胭脂使用的记载："采摘其花，分别提取红、黄色素用于制作胭脂，又取其子，榨油作车脂肪或烛。"而红花作为药用，据《本草图经》说始于张仲景："仲景治六十二种风，兼腹内血气刺痛，用红花一大两，分为四分，以酒一大升，煎强半，顿服之，不止再服。"正式被本草收载，则是《证类本草》，云"（红蓝花）治口噤不语，血结，产后诸疾，堪染红。"

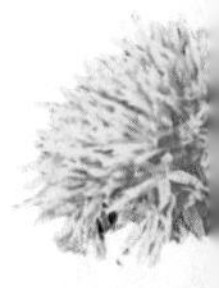

关于红花原植物的问题，《图经本草》描述甚详，曰："红蓝花，即红花也。今处处有之。人家场圃所种，冬而布子于熟地，至春生苗，夏乃有花，下作梂汇，多刺，花蕊出梂上，圃人承露采之，采已复出，至尽而罢，梂中结实，白颗，如小豆大。其花暴干以染真红，及作燕脂，主产后血病为胜。"南宋《履巉岩本草》为杭州地方本草，其对红花植物描述更加准确："本草名红蓝花，一名黄蓝。出汉梁及西域，沧魏亦种之，今处处有之。苗高二尺许，茎叶有刺，似刺蓟叶而润泽，窊面，稍结球汇，亦多刺，开红花，蕊出梂上，圃人采之，采已复出，至尽而罢。梂中结实，白颗如小豆大。其花暴干，以然真红及作胭脂。”李时珍说“其叶如小蓟叶，至五月开花，如大蓟花而红色。”大观《本草纲目》及《植物名实图考》的附图，与今日市售药用红花性状相似，历代本草对红花的种植时间、植株形态、开花时期、果实形状、果实颜色等生物学特性的描述大同小异，与1990年版到2015年版《中国药典》记载的基原为菊科植物红花*Carthamus tinctorius* L.的干燥花一致。

二、道地沿革

红花是种植历史悠久的古老作物，原产于埃及，扩种至波斯，然后传入西域，后于汉朝时期经丝绸之路由张骞引入内地。《博物志》记载：“张骞得种于西域，今沧、魏地亦种之。”沧、魏皆在北方，乃知红花最初栽种地可能在今冀、鲁、豫数省。

到了宋代，红花的栽培已十分广泛，马志等人编著的《开宝本草》将其列为中品，并有“生梁、汉及西域”之说，而梁、汉皆在四川，可知四川已是药用红花的主要产区。明代《救荒本草》专记河南中州产出，《本草品汇精要》以产江苏镇江者为道地。清末民国红花产地又有变化，《药物出产辨》中记载红花以河南、安徽、四川为最，赵橘黄《祁州药志》草红花条云：“原产于埃及，传播于吾国中部及南部，如河南、湖南、浙江等省。又河南之禹州及怀庆，盛行栽培之，祁州地方，前数年亦从事于培植，只因风土不宜，收获不丰。”

现今在我国各地均有栽培。其中栽培产量最大的产地为新疆；历史悠久的产地为河南，且其红花称草红花或怀红花；四川产称川红花；云南产为南红花；浙江与江苏产叫杜红花；此外甘肃、黑龙江、吉林、安徽、青海等地亦产。

第二节 药典标准–红花

中药材属我国传统的药品，其质量需严格控制。《中华人民共和国药品管理法》规定，药品必须符合国家药典标准和部颁标准（国家药品标准）或省、自治区、直辖市的药品标准（地方标准）。地方标准（区域标准）是对一些缺乏国家和行业标准的仅在省、自治区、直辖市范围内流通的中药材制定的标准，其在公布国家标准或者行业标准之后，该标准废止。部颁标准也称行业标准，是由国务院行业主管部门颁布的标准。部颁标准收录的药材为小品种或临床需要但质量控制手段并不完善的药品。当中药材的各项工艺稳定，在临床中应用广泛且质量可控后，该药材将被国家药典标准收录。国家药典标准为药品研制、生产、经营、使用和监督管理等提供法定依据。在各个标准中药典标准地位最高，法律效益最强，所有国家药品标准应当符合药典凡例及附录的相关要求。我国药典称《中国药典》，现行标准为2015年版《中国药典》[6]，以下是该版药典一部对红花性状、鉴别、检查、浸出物、含量测定、性味与归经、功能与主治、用法与用量、注意事项、贮藏方法的规定。

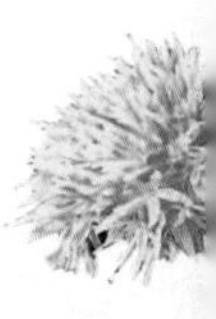

本品为菊科植物红花 *Carthamus tinctorius* L.的干燥花。夏季花由黄变红时采摘，阴干或晒干。

【性状】本品为不带子房的管状花，长1～2cm。表面红黄色或红色。花冠筒细长，先端5裂，裂片呈狭条形，长5～8mm；雄蕊5，花药聚合成筒状，黄白色；柱头长圆柱形，顶端微分叉。质柔软。气微香，味微苦。

【鉴别】（1）本品粉末橙黄色。花冠、花丝、柱头碎片多见，有长管状分泌细胞常位于导管旁，直径约至66μm，含黄棕色至红棕色分泌物。花冠裂片顶端表皮细胞外壁突起呈短绒毛状。柱头和花柱上部表皮细胞分化成圆锥形单细胞毛，先端尖或稍钝。花粉粒类圆形、椭圆形或橄榄形，直径约至60μm，具3个萌发孔，外壁有齿状突起。草酸钙方晶存在于薄壁细胞中，直径2～6μm。

（2）取本品粉末0.5g，加80%丙酮溶液5ml，密塞，振摇15分钟，静置，取上清液作为供试品溶液。另取红花对照药材0.5g，同法制成对照药材溶液。照薄层色谱法（通则0502）试验，吸取上述两种溶液各5μl，分别点于同一硅胶H薄层板上，以乙酸乙酯-甲酸-水-甲醇（7：2：3：0.4）为展开剂，展开，取出，晾干。供试品色谱中，在与对照药材色谱相应的位置上，显相同颜色的斑点。

【检查】

杂质　不得过2%（通则2301）。

水分　不得过13.0%（通则0832第二法）。

总灰分　不得过15.0%（通则2302）。

酸不溶性灰分　不得过5.0%（通则2302）。

吸光度　红色素　取本品，置硅胶干燥器中干燥24小时，研成细粉，取约

0.25g，精密称定，置锥形瓶中，加80%丙酮溶液50ml，连接冷凝器，置50℃水浴上温浸90分钟，放冷，用3号垂熔玻璃漏斗滤过，收集滤液于100ml量瓶中，用80%丙酮溶液25ml分次洗涤，洗液并入量瓶中，加80%丙酮溶液至刻度，摇匀，照紫外-可见分光光度法（通则0401），在518nm的波长处测定吸光度，不得低于0.20。

【浸出物】 照水溶性浸出物测定法（通则2201）项下的冷浸法测定，不得少于30.0%。

【含量测定】 羟基红花黄色素A 照高效液相色谱法（通则0512）测定。

色谱条件与系统适用性试验 以十八烷基硅烷键合硅胶为填充剂；以甲醇-乙腈-0.7%磷酸溶液（26：2：72）为流动相；检测波长为403nm。理论板数按羟基红花黄色素A峰计算应不低于3000。

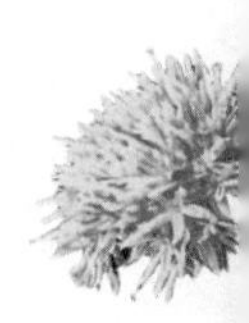

对照品溶液的制备 取羟基红花黄色素A对照品适量，精密称定，加25%甲醇制成每1ml含0.13mg的溶液，即得。

供试品溶液的制备 取本品粉末（过三号筛）约0.4g，精密称定，置具塞锥形瓶中，精密加入25%甲醇50ml，称定重量，超声处理（功率300W，频率50kHz）40分钟，放冷，再称定重量，用25%甲醇补足减失的重量，摇匀，滤过，取续滤液，即得。

测定法分别精密吸取对照品溶液与供试品溶液各10μl，注入液相色谱仪，测定，即得。

本品按干燥品计算，含羟基红花黄色A（$C_{27}H_{32}O_{16}$）不得少于1.0%。

山柰素 照高效液相色谱法（通则0512）测定。

色谱条件与系统适用性试验　以十八烷基硅烷键合硅胶为填充剂；以甲醇–0.4%磷酸溶液（52：48）为流动相；检测波长为367nm。理论板数按山柰素峰计算应不低于3000。

对照品溶液的制备　取山柰素对照品适量，精密称定，加甲醇制成每1ml含9μg的溶液，即得。

供试品溶液的制备　取本品粉末（过三号筛）约0.5g，精密称定，置具塞锥形瓶中，精密加入甲醇25ml，称定重量，加热回流30分钟，放冷，再称定重量，用甲醇补足减失的重量，摇匀，滤过，精密量取续滤液15ml，置平底烧瓶中，加盐酸溶液（15→37）5ml，摇匀，置水浴中加热水解30分钟，立即冷却，转移至25ml量瓶中，用甲醇稀释至刻度，摇匀，滤过，取续滤液，即得。

测定法　分别精密吸取对照品溶液与供试品溶液各10μl，注入液相色谱仪，测定，即得。

本品按干燥品计算，含山柰素（$C_{15}H_{10}O_6$）不得少0.050%。

【性味与归经】辛，温。归心、肝经。

【功能与主治】活血通经，散瘀止痛。用于经闭，痛经，恶露不行，癥瘕痞块，胸痹心痛，瘀滞腹痛，胸胁刺痛，跌扑损伤，疮疡肿痛。

【用法与用量】3～10g。

【注意】孕妇慎用。

【贮藏】置阴凉干燥处，防潮，防蛀。

第三节 红花的混伪品鉴别与商品规格等级

混伪品鉴别是指对与正品中药外形相似、异物同名或地区习用，但化学成分、性味功效等方面不同，不能作为正品中药入药的混伪品进行鉴别，以区分正品与混伪品的方法。混伪品鉴别是对中药进行去伪存真的过程，可对其临床用药安全提供保障。药材商品规格等级是用来评价中药材质量优劣，并在市场交易过程中自然形成的一种标准，它影响着同种药材价格的高低，对规范市场交易，促进中药材“优质优价”及中药行业的发展具有重要意义。作为药用价值很高，应用广泛的药材，明确其真伪、优劣以及商品规格等级对红花产业的发展十分重要。

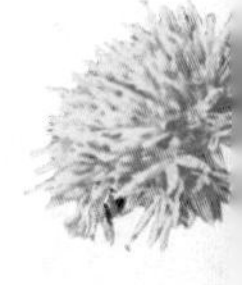

一、红花的混伪品鉴别

市场上红花混伪品主要由菊科*Chrysanthemum morifolium* Ramat.舌状花经染色仿制充当红花药用，可通过性状鉴别、理化鉴别、显微鉴别、薄层色谱鉴别、高效液相色谱鉴别、DNA条形码鉴别等方法对它们进行真伪区分，其中以性状鉴别及理化鉴别最为简单方便、快捷，易于掌握；其他方法专业知识和仪器等方面要求较高，在实际市场销售过程中应用较少，故不在此作详述。

红花与其混伪品性状鉴别比较如下[7-10]：

红花不带子房的管状花，长1～2cm，表面红黄色或红色。花冠筒细长，先端5裂，裂片呈狭条形，长5～8mm，雄蕊5，花药聚合成筒状，黄白色柱头，长圆柱形，顶端微分叉。质柔软。气微香，味微苦。

红花伪品舌状花，呈线形，长约1.5cm，表面暗红色，花冠上端平展成扁舌状，基部短筒状，内藏先端2裂的柱头。质松脆。气微香，味微苦。

红花与其混伪品理化鉴别比较如下：

取红花及其伪品粉末各0.5g，分别加水15ml，浸渍数分钟，滤过，滤液置比色管中，日光下检视，红花滤液显黄色，伪品红花滤液显橘红色。

二、红花的商品规格等级

红花是应用历史悠久、用量较大、用途广泛的中药材。以花片长、色鲜红、质柔软者为佳。自清末以来红花按产地不同进行地域分级，分级如下[11-13]：

怀红花（河南产）质柔软，色红，花细长，气芳香。质优。

杜红花（浙江产）花细长，色金黄或红黄鲜艳，香气浓郁。

草红花（四川产）花较细短，质稍硬，色不一，有胭脂红，红中带黄间有黄色。质量尚好。

江苏（金红花）、云南（云红花）等地红花均分为二等。

此外在1984年版《七十六种药材商品规格标准》一书中将红花规格分为一等和二等两个等级，其分级如下：

一等：干货。管状花皱缩弯曲，成团或散在。表面深红、鲜红色，微带淡黄色。质较软，有香气，味微苦，无枝叶、杂质、虫蛀、霉变。

二等：干货。管状花皱缩弯曲，成团或散在。表面浅红、暗红或黄色。质较软，有香气，味微苦，无枝叶、杂质、虫蛀、霉变。

参考文献

[1] 齐耀东，高石曼，刘海涛，等. 中药材质量可追溯体系的建立［J］. 中国中药杂志，2015，40（23）：4711-4714.

[2] 廖宝生，宋经元，谢彩香，等. 道地药材产地溯源研究［J］. 中国中药杂志，2014，39（20）：3881-3888.

[3] 楼之岑，刘美兰. 中药红花的生药学研究［J］. 药学学报，1956（3）：233-239.

[4] 郭美丽，张汉明，张美玉，等. 红花本草考证［J］. 中药材，1996，19（4）：202-203.

[5] 张才波，石竹. 红花子的本草考证［J］. 齐鲁师范学院学报，2012，27（5）：77-79.

[6] 国家药典委员会. 中华人民共和国药典［M］. 北京：中国医药科技出版社，2015：151.

[7] 宋俊骊. 红花掺伪品菊花瓣鉴别［J］. 时珍国医国药，1999，10（8）：593.

[8] 顾峥嵘. 红花及其伪品性状与理化鉴别［J］. 时珍国医国药，1999，10（6）：446.

[9] 郭兆霞，赵伟. 中药红花及混淆品鉴别［J］. 黑龙江医药，2000，13（6）：372-373.

[10] 张帆，赵鑫磊，张伟，等. 微性状鉴别法鉴别中药红花及其掺伪品［J］. 安徽中医药大学学报，2015，34（3）：90-93.

[11] 中国药学会上海分会. 药材资料汇编［M］. 上海：上海科技卫生出版社，1959.

[12] 中华人民共和国卫生部药政管理局，中国药品生物制品检定所. 中药材手册［M］. 2版. 北京：人民卫生出版社，1990.

[13] 国家中医药管理局《中华本草》编委会. 中华本草［M］. 上海：上海科技出版社，2005.

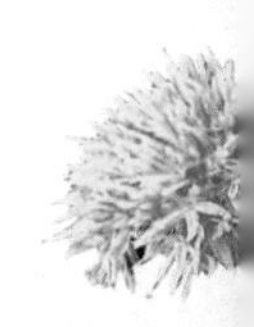

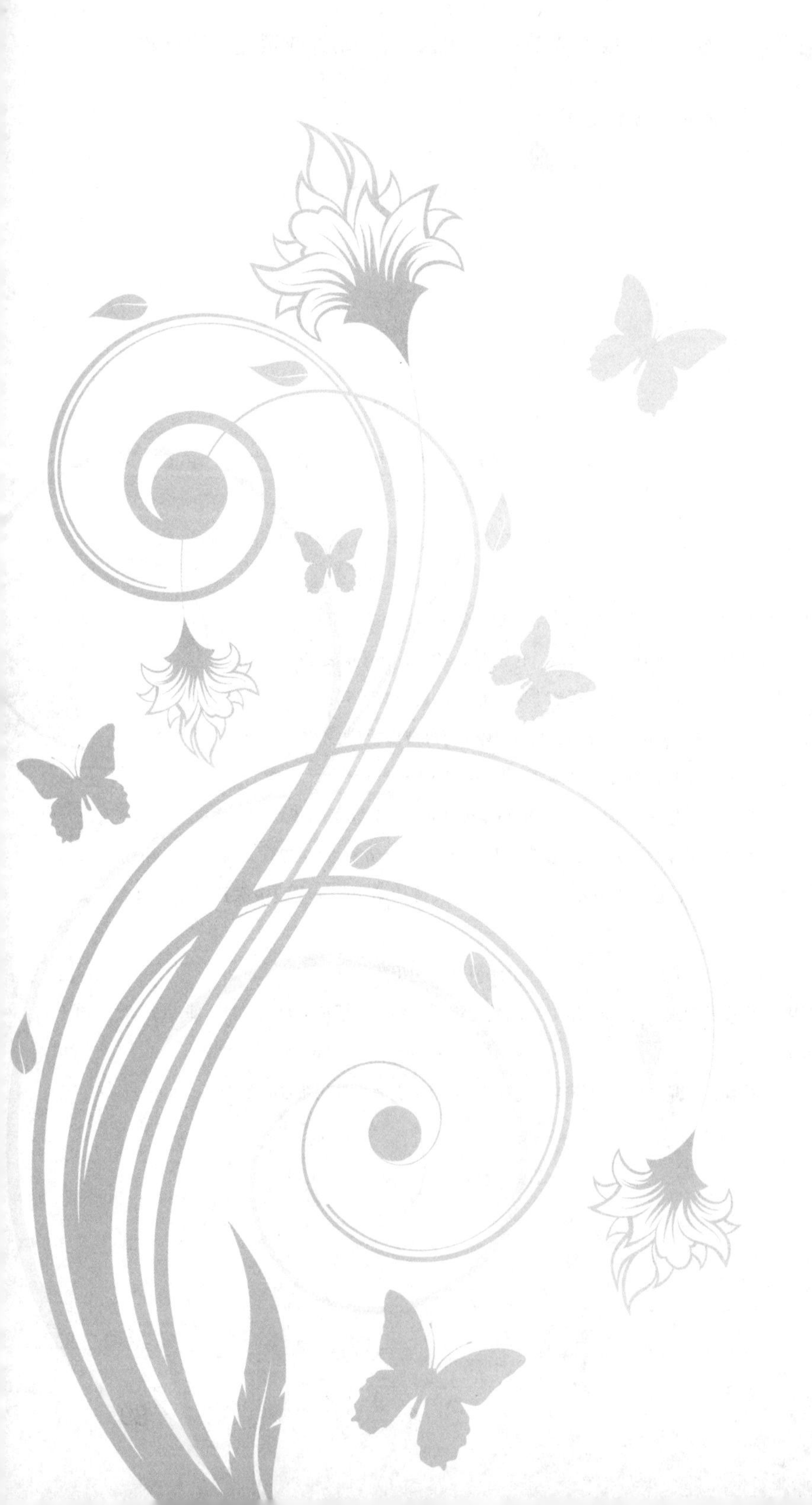

第6章

红花现代研究与应用

红花是我国传统活血化瘀类中药材，现代科学研究较多，本章将从化学成分、药理作用及应用三个方面来阐述红花的现代研究状况。

第一节　红花的化学成分

中药材的化学成分较为复杂，其中具有明显药理活性的称为有效成分，是中药材临床用药的基础和保障。中药材化学成分的研究对其基原鉴定、质量控制、加工炮制、引种栽培、资源发掘、临床用药等方面均有重要的意义。因此，对中药材化学成分的组成、性质、分布等进行详细的研究是对其他研究的前提和基础。近年来国内外学者对红花的化学成分进行了系统的研究，结果表明红花化学成分复杂，主要包括黄酮类、生物碱类、木脂素类、亚精胺类、甾醇类、有机酸类、烷基二醇类及多炔类等化合物，其中醌式查耳酮类为其他植物中较为少见的成分。[1-3]本节将对其化学成分类型及组成进行简要叙述。

一、黄酮类

黄酮类化合物是红花中研究最多且最主要的化学成分，总含量占红花化学成分25%～45%，主要为查耳酮类、黄酮醇类和黄酮类化合物[1-2]，具有抗氧化、抗凝血、抗血栓等作用。

（一）醌式查耳酮类

红花查耳酮类主要是醌式查耳酮类，水溶性红花黄色素类化合物为查耳酮类化合物，是红花的主要有效成分，总含量占红花化学成分24.90%～40.34%，具有扩张微细动脉、改善微循环、抗血小板聚集、降低血液黏度、抗凝血、抑制血栓形成作用，并能调节血脂、清除有害氧自由基，目前主要应用于心脑血管等疾病的治疗，其含量是评价红花药效的主要指标之一。其中羟基红花黄色素A（hydroxysafflor yellow A）含量最高，约占红花化学成分5.62%。其余还包括红花黄色素A（safflor yellow A）、红花黄色素B（safflor yellow B）、红花黄色素C（safflor yellow C）、脱水红花黄色素B（anhydrosafflor yellow B）、红花醌苷（carthamone）、cartormin、tinctormine、红花苷（carthamin）、percarthamin等。[1-3]

（二）其他黄酮类

红花中其他黄酮类化合物包括黄酮醇类、黄酮类和二氢黄酮类等，占红花化学成分1.63%～1.54%。黄酮醇类主要为山柰酚和槲皮素衍生物。其中以山柰酚类含量为最多，包括6-羟基山柰酚（6-hydroxykaempferol）、6-羟基山柰酚-3-*O*-*β*-D-葡萄糖苷（6-hydroxykaempferol-3-*O*-*β*-D-glucoside）、6-羟基山柰酚-3，6-二-*O*-*β*-D-葡萄糖苷（6-hydroxykaempferol-3，6-*di*-*O*-*β*-D-glucoside）、6-羟基山柰酚-3，6，7-三-*O*-*β*-D-葡萄糖苷（6-hydroxykaempferol-3，6，7-*tri*-*O*-*β*-D-glucoside）、6-羟基山柰酚-3，6-二-*O*-*β*-D-葡萄糖苷-7-*O*-*β*-D-葡萄糖醛酸（6-hydroxykaempferol-3，6-*di*-*O*-*β*-D-glucoside-7-*O*-*β*-D-glucuronide）、山柰酚

（kaempferol）、山柰酚-3-*O*-*β*-D-葡萄糖苷（kaempferol-3-*O*-*β*-D-glucoside）等。槲皮素类包括槲皮素（quercetin）、槲皮素-3-*O*-*β*-D-葡萄糖苷（quercetin-3-*O*-*β*-D-glucoside）、槲皮素-3-*O*-*α*-L-鼠李糖苷-7-*O*-*β*-D-葡萄糖醛酸（quercetin-3-*O*-*α*-L-glucoside-7-*O*-*β*-D-glucuronide）。其他包括芹菜素、圣草酚、野黄芩苷、新红花苷等。[3-5]

二、亚精胺类

红花中所含的亚精胺类化合物是具有三个香豆酰基的亚精胺衍生物，含量占红花化学成分0.21%。包括safflospermidine A、safflospermidine B、*N*1，*N*5-（*Z*）-*N*10-（*E*）-*tri*-*p*-coumaroylspermidine、*N*1，*N*5，*N*10-（*Z*）-*tri*-*p*-coumaroylspermidine、*N*1，*N*5，*N*10-（*E*）-*tri*-*p*-coumaroylspermidine等。[6]

三、有机酸类

红花中有机酸类化合物主要含有油酸、亚油酸、月桂酸、肉豆蔻酸、棕榈酸、硬脂酸、花生酸、丁二酸和阿魏酸等，其中亚油酸含量最高。[1,7]

四、生物碱类

此类成分是吲哚类生物碱的衍生物，主要以5-羟色胺类衍生物为主，具有抗氧化活性，是天然抗氧化物质。包括serotobenine、*N*-*p*-coumaroylserotonin、

N–feruloylserotonin、*N*–*p*–coumaroylserotonin–*O*–*β*–D–glucopyranoside、4，4″–bis（*N*–feruloyl）serotonin、*N*–feruloylserotonin–*O*–*β*–D–glucopyranoside、4，4″–bis（*N*–*p*–coumaroyl）serotonin 4–［*N*–（*p*–coumaroyl）serotonin–4″–yl］–*N*–feruloylserotonin。[1,6-7]

五、木脂素类

红花中木脂素类主要含有骈双四氢呋喃丁香脂素、(+)–松脂酚（(+)–pinoresinol）、（+）–表松脂酚（（+）–epipinoresinol）、lirioresino A、tracheloside、matairesinol–4′–*O*–*β*–D–apiofuranosyl（1–2）–*O*–*β*–D– glucopyranoside等化合物。[1,8]

六、烷基二醇类及多炔类

烷基二醇类有二十到三十六烷烃的6，8、7，9和8，10二醇的化合物。而红花中的烯炔类化合物都为十三碳的化合物，如1，11–tridecadiene–3，5，7，9–tetrayne、1，3，11–tridecatriene–5，7，9–triyne、1，3，5，11–tridecatraene–7，9–diyne、1–tridecene–3，5，7，9，11–pentayne、1，3–tridecadiene–5，7，9，11–tetrayne、1，3，5–tridecatriene–7，9，11–triyne。[1,9]

七、甾醇类

红花中甾醇类主要含有豆甾醇、菜油甾醇、谷甾醇、胡萝卜苷和孕甾醇等。[11]

八、其他类

红花中还含有Cartorimine、kinobeon A、多糖、腺苷等成分。其中红花多糖是红花的活性成分之一，含量占红花化学成分5.62%～10.22%，具有免疫调节作用。[1,2]

第二节　红花的药理功效

红花辛，温。归心、肝经。具有活血通经，散瘀止痛等功效。用于经闭，痛经，恶露不行，癥瘕痞块，胸痹心痛，瘀滞腹痛，胸胁刺痛，跌扑损伤，疮疡肿痛，是我国传统的活血化瘀类中药。现代药理学研究表明，红花具有改善心脑血氧供应、减轻缺血性损伤、抗凝血、抗心肌缺血、抑制血小板聚集、抗氧化、抗肿瘤和抗炎等药理作用[10-13]，现简单介绍如下。

一、抗血栓作用

红花的主要功效为活血化瘀，目前对红花抗血栓方面的研究较多。血栓是血流在心血管系统血管内面剥落处或修补处的表面所形成的小块[14]。高天红等[15-17]研究发现红花水提液、红花黄色素等成分可防止血栓的形成及进一步的发展，亦可逐步缓解血栓的形成及降低胆固醇的含量，可起到改善心肌与脑组织血液循环的作用，对于治疗冠状动脉粥样硬化性心脏病、脑血栓、冠心病和心绞痛有显著的疗效。其次刘志峰等[18]对红花提取物的抗血小板聚集及抗血栓作用研究后，发现红花提取物对血小板具有解聚作用，可抑制血小板的堆积，并随剂量的增加解聚的作用逐步增强，可阻止血栓的合成和进一步的恶化，对心脑血管疾病也具有积极作用。

二、抗氧化、抗凋亡作用

抗氧化是抗氧化自由基的简称。科学研究表明，癌症、衰老或其他疾病大都与过量自由基的产生有关联，研究抗氧化可以有效克服其所带来的危害。细胞凋亡是指为维持内环境稳定，由基因控制的细胞自主的有序的死亡。研究表明动脉粥样硬化的斑块中有大量内皮细胞死亡与凋亡，此现象可能与其形成过程密切相关。红花的水煎液、红花黄色素等主要成分可减少自由基的生成和脂质的过氧化，并可对血液循环障碍起积极的治疗作用。赵剑锋等[19-20]研究了红花注射液对内毒素性急性肝损伤大鼠抗氧化作用，实验表明红花可有效抑制氧自由基和脂质的过氧化反应，防治内毒性急性肝损伤的发展。在对衰老模型小鼠脑细胞凋亡研究中发现，红花黄色素能够降低脑细胞凋亡率。[21-26]

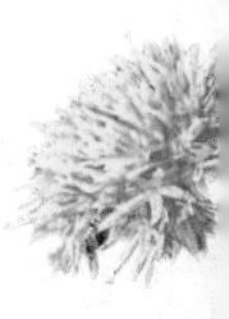

三、抗脑缺血损伤作用

脑缺血是一种常见的急性脑血管疾病，是脑的短暂性血液供应不足表现出的症状。红花黄色素中活性最强的羟基红花黄色素A对多种机制导致脑缺血损伤均有较强的保护作用。夏玉叶等[27-28]考察羟基红花黄色素对大鼠神经系统的保护作用及对行为缺陷的改善作用，结果发现高、中剂量组可以明显改善大鼠的行为缺陷。张庆等[29]发现红花黄色素能明显提升缺血再灌注后局部脑血流量，对抗血压和心率的变化，降低脑组织的含水量，缩小脑梗死面积，减轻缺血所致的组织病理学变化。也有研究表明羟基红花黄色素可通过抗氧化保护神经系统免受大鼠脑缺血再灌注的损伤。

四、抗心肌损伤作用

某些人体需要的微量元素如硒、钼、镁等或有关的营养物质的缺乏，导致干扰人体心肌代谢，从而引起心肌损伤。据调查本病有明显的地区性，与地区的土壤、水质和粮食中营养物质密切相关。红花中羟基红花黄色素A具有明显的抗心肌损伤作用。吴伟等[30-31]研究发现羟基红花黄色素可明显减轻离体大鼠心肌线粒体肿胀、缓解线粒体膜流动性的下降、抑制羟自由基诱导的线粒体脂质过氧化，可有效治疗大鼠心肌线粒体的损伤。

五、降血压作用

高血压是常见的心血管疾病，分为原发性高血压和继发性高血压两大类。在绝大多数患者中，高血压的病因不明，称之为原发性高血压，占总高血压的95%以上。继发性高血压为继发于其他疾病而产生的疾病，最常见的是由肾脏及肾上腺疾病所致，以及内分泌性高血压。红花煎剂、水提液、红花黄色素等具有扩张周围血管、降低血压等作用。刘发等[32-33]报道给予大鼠灌服红花黄色素3～5天后，大鼠血压开始下降，2～3周作用最强，血浆肾素活性和血管紧张素Ⅱ均有明显下降，认为红花黄色素的降压作用可能与抑制中枢加压反射、激动H_1受体、抑制肾素血管紧张素和直接扩张外周血管等作用有关。

六、抗炎作用

炎症是具有血管系统的活体组织对损伤因子所发生的防御反应。其中血管反应是炎症过程的中心环节。红花的醇提物和水提物具有抗炎作用。红花黄色素对甲醛性大鼠足肿胀、对组胺引起的大鼠皮肤毛细血管的通透量增加及对大鼠棉球肉芽肿形成均有明显的抑制作用。红花中的多种有效成分可影响免疫功能，清除氧自由基，还能拮抗多种炎症因子，有较好的抗炎作用。[34-36]

七、抗肿瘤作用

肿瘤组织由实质和间质两部分构成，肿瘤实质是肿瘤细胞，是肿瘤的主要成分，具有组织来源特异性。肿瘤的间质起支持和营养肿瘤实质的作用，不具特异性，一般由结缔组织和血管组成，有时还可有淋巴管。恶性肿瘤也叫癌症，是目前危害人类健康最严重的一类疾病。近来研究发现红花抑癌主要成分为红花黄色素、红花黄色素A及红花多糖，研究主要集中于肝癌、胃癌、乳腺癌、肺癌等方面，并从抑制新生血管生成和肿瘤细胞增殖及促进凋亡，或是通过抑制荷瘤鼠及裸鼠体内肿瘤等方面进行研究。试验结果表明，红花能够降低血液黏稠度，减少肿瘤组织的

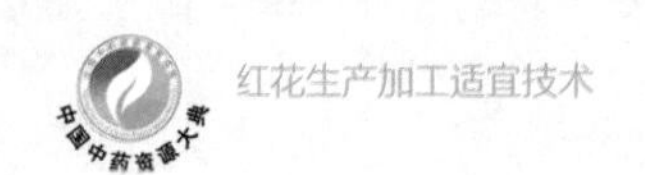

"乏氧细胞"，改善恶性肿瘤患者血液的"高凝"状态，使血液流变学参数趋于正常；红花的甲醇提取物可使荷瘤小鼠的平均肿瘤数目减少，在皮肤癌的发生过程中有抑瘤作用。[37-40]

八、保肝作用

肝脏是身体内以代谢功能为主的器官，并在身体里面扮演去毒素，储存糖原（肝糖），分泌性蛋白质合成等角色。肝脏疾患，如各型病毒型肝炎、肝硬化、肝脓肿、肝结核、肝癌、脂肪肝、肝豆状核变性等，临床表现为转氨酶升高、氧化应激异常、肝纤维化等现象，部分疾病伴有黄疸症状。红花提取物[41]具有一定的保肝作用，其可明显抑制离体灌流、肝灌流液中丙氨酸氨基转移酶（AIT）的升高，使流量增加并接近正常，有利于改善肝功能。红花注射液[19-20]能降低内毒性肝损伤大鼠血清中AIT、天门冬酸氨基转移酶（AST）的含量，也可降低血清中NO水平，减弱诱导性一氧化氮合酶（iNOS）的阳性表达，从而减轻肝损伤，起到对肝脏的保护作用。

九、免疫调节作用

免疫调节作用是指免疫系统中的免疫细胞和免疫分子之间，以及与其他系统之间的相互作用，使得免疫应答以最恰当的形式维持在最适当的水平。红花黄色素及红花多糖均有免疫调节作用。陆正武等研究发现，红花黄色素可降低血清溶菌酶含量、抑制迟发型超敏反应和血清溶血素产生、抑制腹腔巨噬细胞和全血白细胞吞噬功能、减少脾特异性玫瑰花形成细胞。体外应用表明，红花黄色素以剂量依赖方式降低非特异性细胞免疫和体液免疫的效能。红花多糖[42]是另一种免疫调节剂，在羊红细胞致敏后给药，能促进淋巴细胞转化，增强脾脏的抗体形成细胞数，可对抗强的松龙的免疫抑制作用。

十、兴奋子宫作用

红花煎剂对子宫和肠道平滑肌有兴奋作用。研究发现小剂量红花煎剂可使之发生节律性收缩，大剂量则使其自动收缩加强，甚至痉挛，对妊娠动物的作用尤其明显。子宫瘘兔静脉注射煎剂后亦出现子宫兴奋反应，收缩频率增加，幅度加大，作用较持久。亦有报道指出，在摘除卵巢小鼠的阴道周围注射红花煎剂，可使子宫重量明显增加，提示有雌激素样作用。

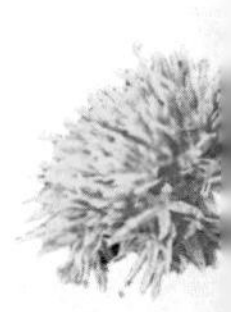

十一、镇痛作用

红花黄色素有较强且持久的镇痛效应[43]。研究表明红花黄色素对小鼠热板刺激及醋酸扭体均有抑制作用，对锐痛（热刺痛）及钝痛（化学性刺痛）均有效。

十二、耐缺氧作用

红花的注射液、醇提物、红花苷等具有解除血管平滑肌的痉挛并增强耐缺氧能力[44-46]。红花醇提液对结扎大鼠总动脉所致的急性缺血所致缺氧脑病有保护作用。红花黄色素具有缓解异丙肾上腺素所致心肌缺血大鼠心功能下降的作用，并有显著的耐缺氧、抗疲劳作用，能明显延长动物的存活时间，并增加离体家兔心脏和心肌缺氧的冠脉流量，改善心脏的缺氧、缺血病理状态。

第三节 红花的应用

一、医药领域的开发利用

红花作为药物使用在我国已有2000多年历史。据统计，目前国内市场上以红花为主要原料开发了丸、散、膏、浆、胶囊、颗粒、片、油等多种规格的中成药，主要起到活血通经，祛瘀止痛等作用，临床上主要用于经闭，痛经，产后瘀阻腹痛，胞痹心痛癥瘕积聚，跌打损伤，关节疼痛，中风偏竣，斑疹等疾病的治疗[47-48]。2015年版《中国药典》一部收载含红花的中成药有红花注射液、红花口服液、注射用羟基红花黄色素A冻干粉末、红花黄色素胶囊、红花总黄酮胶囊、正红花油、七厘胶囊、八味清心沉香散、三七伤药片、三七伤药胶囊、三七伤药颗粒、开光复明丸、天和追风膏、五虎散、五味清浊散、止痛紫金丸、中风回春丸、化积口服液、化瘀祛斑胶囊、化癥回生片、丹红化瘀口服液等。红花注射液、红花口服液用于冠心病、脉管炎等；注射用羟基红花黄色素A冻干粉末、红花总黄酮胶囊用于脑中风等疾病的治疗；正红花油用于救急止痛、消炎止血，市场需求量巨大。

二、食品、保健食品的开发利用

红花既是药品，又是无公害有机食品，它不仅广泛应用于药材，而且也可作为药膳或饮料的原料，如红花炖牛肉、红花酒、红花糖水、红花茶等[49]，具有降低血脂、理气、健胃等作用。亦可将其幼嫩地上部分炒食或做汤类，或食用其胚茎，口感相当好。此外，红花花粉制成的食品具有助体力、消疲劳、美容抗衰等作用。

红花中亚油酸含量高于其他油脂（56%～80%），并且含有丰富的维生素A、维生素E、类胡萝卜素及多种人体所需微量元素。其榨油可直接食用，还可加工成人造奶油、蛋黄酱及色拉油等，是一种很好的食用油脂。红花油对人体心血管系统有较好的保健作用，能降低血脂和血清胆固醇、软化和扩张血管、稳定血压、促进微循环、恢复神经功能，可预防或减少心血管疾病的发病率，对高血压、高血脂、心绞痛、冠心病、动脉粥样硬化有明显的疗效[50]，对脂肪肝、肝硬化、肝功能障碍有辅助疗效。

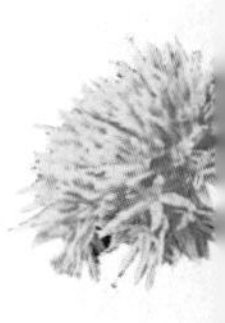

三、色素的开发利用

红花花冠中所含色素粗略地分为红色素与黄色素两种[51]。红色素主要用于口红、胭脂等高级化妆品及高级蛋糕的配色中。红花黄色素在干花中含量较高（20%～30%），且其提取工艺比较简单，主要为水溶性，作为食用天然色素，成本低，使用范围广，颇具竞争力。由于“柠檬黄”为有毒色素，世界上许多国家禁止使用，故红花黄色素在外销食用色素中具有较大的市场潜力。

此外红花油也是一种高级的干性油，具有优良的保色性，现已被大量地用于制造油漆、蜡纸、印刷油墨及润滑油。

四、畜牧业的开发利用

红花籽[52]榨油后的带壳饼粕可作为肥育牲畜的饲料，去壳饼粕可用于代替母鸡饲料中的蛋白质。从饼粕中制得的蛋白质浓缩粉和分离物（SPI），可作为食物的强化剂。红花油添加到饲料中，家畜食之可反刍其胃部微生物致使脂肪饱和的作用，进一步提高家畜对于脂肪的摄取能力，从而提升产出的牛乳之中亚油酸及脂肪含量。

此外，红花茎叶可作为牛饲料组成部分，可提高家畜蛋白摄取量，促使家畜的生长周期得到进一步缩短，从而为农民增加经济收入。红花在畜牧业上的应用能将其经济价值最大化发挥出来，有利于形成良好的产业循环，对红花种植地区循环经济的构建具有举足轻重的推动作用。

五、其他

为了能够充分利用红花，增加其产品附加值，红花药材提取完全后，剩余部分可通过分步生物转化及多产物联产达到能量与物质的梯级转化，以实现红花残渣的高附加值利用。目前食用菌的种植产业是较常见的废料利用方法，即制成食用菌栽培基质，进行食用菌生产。红花因其花色红，艳如火，花期为6～7月，可作为一种观赏性植物，在庭院、社区、厂区、街道、公路两侧栽植。

参考文献

[1] 刘世军，唐志书，崔春利，等. 中药红花化学成分的研究进展 [J]. 河南中医，2017，37（1）：168-171.

[2] 何蕾. 红花提取物生物活性成分的研究 [D]. 兰州：兰州理工大学，2016.

[3] 瞿城，乐世俊，林航，等. 红花化学成分研究 [J]. 中草药，2015，46（13）：1872-1877.

[4] 肖艳华，崔猛，李艳艳. 红花的化学成分 [J]. 武汉工程大学学报，2014，36（3）：15-17.

[5] 王松松，马艳，张毅，等. UHPLC-MS/MS快速鉴别红花中的化学成分 [J]. 中国中药杂志，2015，40（7）：1347-1354.

[6] 洪奎，谢雪，王雪晶，等. 红花中含氮类化学成分研究 [J]. 中草药，2014，45（21）：3071-3073.

[7] 乐世俊. 红花化学成分研究与活性评价 [D]. 南京：南京中医药大学，2015.

[8] 张戈，郭美丽，张汉明，等. 红花的化学成分研究（Ⅰ）[J]. 第二军医大学学报，2002，23（1）：109-110.

[9] 尹宏斌，何直升，叶阳. 红花化学成分的研究 [J]. 中草药，2001，32（9）：776-778.

[10] 常海涛，韩宏星，屠鹏飞，等. 中药红花化学成分及药理作用 [J]. 国外医药（植物药分册），1999，14（5）：201-203.

[11] 戎惠珍. 红花的化学成分及药理研究概况 [J]. 江西中医学院学报，1997，9（4）：45-46.

[12] 易善勇，官丽莉，杨晶，等. 红花药理作用及其开发与应用研究进展 [J]. 北方园艺，2015（5）：191-195.

[13] 李宝军，刘志强. 红花药理分析及临床应用研究 [J]. 亚太传统医药，2014，10（15）：44-45.

[14] 袁靖，陈卫东. 红花黄色素在心脑血管系统疾病治疗中的应用进展 [J]. 医学研究生学报，2015，28（5）：557-560.

[15] 高天红. 红花提取物活血化瘀作用及抗血栓作用机制的实验研究 [D]. 太原：山西医科大学，2011.

[16] 张宏宇，陈沫，熊文激，等. 红花黄色素抗血栓和降血脂作用的实验研究 [J]. 中国实验诊断学，2010，14（7）：1028-1031.

[17] 贾俊. 红花注射抗血栓药效物质基础初步研究 [D]. 太原：山西大学，2010.

[18] 刘志峰，李萍，李桂生，等. 红花提取物抗血小板聚集及抗血栓作用的观察 [J]. 中药药理与临床，2000，16（6）：20-21.

[19] 崔冠楠. 红花黄色素注射剂的综合评价研究 [D]. 郑州：河南中医学院，2015.

[20] 赵剑锋，刘静，郭颖，等. 红花注射液化学成分及其活性研究 [J]. 中国中药杂志，2014，39（16）：3102-3106.

[21] 孔松芝. 羟基红花黄色素A抗老化作用研究 [D]. 广州：广州中医药大学，2014.

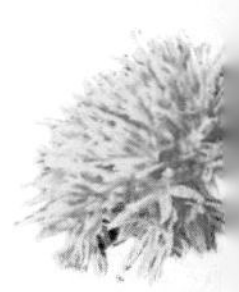

[22] 张欢，张立伟. 红花黄色素抗氧化活性研究［J］. 化学研究与应用，2012，24（5）：715–721.
[23] 成龙，梁日欣，杨滨，等. 红花提取物对高脂血症大鼠降脂和抗氧化的实验研究［J］. 中国实验方剂学杂志，2006，12（9）：25–27.
[24] Olaleye Olajide，李珊珊，刘海涛，等. 红花的化学成分及DPPH自由基清除活性研究［J］. 天然产物研究与开发，2014，（26）：60–63，32.
[25] 乐世俊，唐于平，王林艳，等. 红花中黄酮类化合物的分离与体外抗氧化研究［J］. 中国中药杂志，2014，39（17）：3295–3300.
[26] 张素清，姜良铎. 红花注射液对大鼠心脏能荷值及抗凋亡基因bcl–2的影响［J］. 中国中西医结合杂志，2004，24（5）：442–444.
[27] 夏玉叶，闵旸，盛雨辰. 羟基红花黄色素A对大鼠脑缺血损伤的神经保护作用［J］. 中国医药工业杂志，2005，36（2）：760–762.
[28] 袁玉梅，钱晓东，曹恒斌. 羟基红花黄色素A抗脑缺血损伤作用研究进展［J］. 医药导报，2012，31（8）：1045–1049.
[29] 张庆，郑冬雁，徐红岩，等. 红花黄素对大鼠局灶性脑缺血再灌注损伤的保护作用［J］. 山东大学学报（医学版），2011，49（6）：11–14.
[30] 吴伟，金鸣，朴永哲，等. 红花黄色素缓解大鼠心肌缺血的作用［J］. 中草药，2007，37（9）：1373–1375.
[31] 刘永刚，李芳君，汤芳. 羟基红花黄色素A对大鼠心肌细胞缺血再灌注损伤的保护作用［J］. 中药药理与临床，2015，31（1）：71–74.
[32] 刘发，魏苑，杨新中，等. 红花黄素对高血压大鼠的降压作用及对肾素–血管紧张素的影响［J］. 药学学报，1992，27（10）：785–787.
[33] 黄正良，崔祝梅，高其铭. 红花黄色素降压作用及机理的初步分析［J］. 中成药研究，1986（7）：27–29.
[34] 商宇，王建杰，马淑霞，等. 红花注射液对佐剂性关节炎大鼠的免疫调节作用［J］. 黑龙江医药科学，2010，33（3）：21–22.
[35] 王晓菲，金鸣. 红花抗炎作用机制研究进展［J］. 山西医药杂志，2007，36（1）：51–53.
[36] 张宇，郑为超. 红花黄素抗炎作用机制研究概况［J］. 江苏中医药，2010，42（9）：77–79.
[37] 罗忠兵. 红花多糖对乳腺癌细胞MCF–7增殖和凋亡的调节作用［D］. 广州：南方医科大学，2015.
[38] 石学魁，阮殿清，王亚贤，等. 红花多糖抗肿瘤活性及对T739肺癌鼠CTL，NK细胞杀伤活性的影响［J］. 中国中药杂志，2010，35（2）：215–218.
[39] 奚胜艳，张前，王淳，等. 红花抗肿瘤之应用与作用机理探析［J］. 中华中医药学刊，2008，26（9）：1916–1917.
[40] 袁玉梅，汪荣华，杨水新. 红花黄色素抗肿瘤作用的研究进展［J］. 中国临床药理学杂志，2017，33（5）：478–480.

［41］韩晓静，双荣，白梅荣，等．红花茎醇提物的保肝作用机理研究［J］．内蒙古中医药，2014（4）：101–102.

［42］万亚菲．红花多糖对H_{22}荷瘤小鼠的免疫调节和抗氧化功能的影响［J］．北方药学，2016，13（4）：111–112.

［43］黄正良，高其铭，崔祝梅．红花黄色素镇痛、抗炎症及镇静作用的研究［J］．甘肃中医学院学报，1984：54–57.

［44］鞠国泉．天然植物红花对小鼠抗疲劳和耐缺氧作用的实验研究［J］．食品研究与开发，2006，127（8）：92–94.

［45］徐建华，卢连华，颜燕．红花茶耐缺氧作用研究［J］．山东食品科技，2002（8）：28–29.

［46］黄正良，崔祝梅，任远，等．红花黄色素对动物耐缺氧缺血的影响［J］．甘肃中医学院学报，1985（2）：59–61，18.

［47］王忠全，丁卓伶．红花黄色素临床应用研究进展［J］．中国药业，2014，23（16）：125–127.

［48］裴永娜．红花的药理作用和临床应用［J］．时珍国医国药，2005，16（2）：144–146.

［49］蔡广．红花黄色素的临床应用进展［J］．华南国防医学杂志，2003，17（1）：13–15.

［50］鞠国泉，张金良．红花在运动饮料中的应用［J］．食品工业，2004（4）：42–43.

［51］雷席珍．红花色素的生产技术开发［J］．广州食品工业科技，1987（4）：59.

［52］张学鹏．红花籽油微胶囊的制备、性质及其应用研究［D］．郑州：河南工业大学，2013.

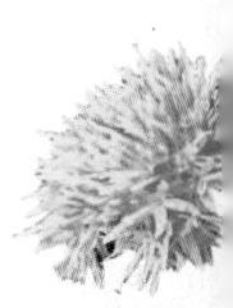

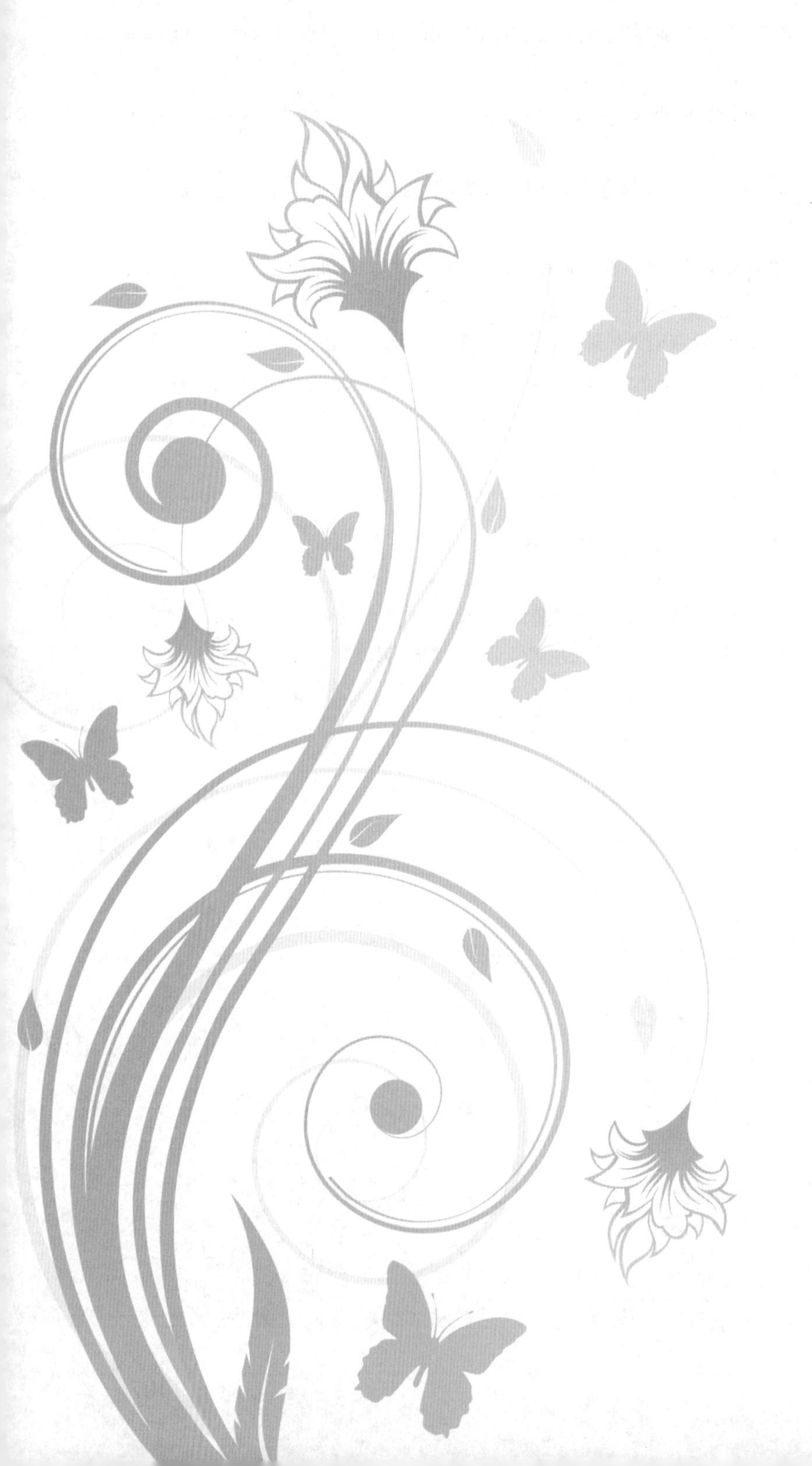

附　录

表附1　计量单位表

法定计量单位	英文名称	中文名称
长度	m	米
	cm	厘米
	mm	毫米
	μm	微米
体积	L	升
	ml	毫升
	μl	微升
质（重）量	kg	千克
	t	吨
	g	克
	mg	毫克
温度	℃	摄氏度
试液的浓度	mol/L	摩尔/升
	mg/L	毫克/升
平均太阳总辐射量	kcal/cm^2	千卡/平方厘米

表附2　专业术语表

名称	名称解释
生物学特性	是指植物生长发育、繁殖的特点和有关性状，如种子发芽，根、茎、叶的生长，花果种子发育、生育期、分蘖或分枝特性、开花习性、受精特点、各生育时期对环境条件的要求等
生育期	一般指作物从播种到种子成熟所经历的时间。以所需的日数表示
蒸腾作用	指水分从活的植物体表面（主要是叶子）以水蒸汽状态散失到大气中的过程。与物理学的蒸发过程不同，蒸腾作用不仅受外界环境条件的影响，而且还受植物本身的调节和控制，是一种复杂的生理过程
发芽率	指测试种子发芽数占测试种子总数的百分比。例如，100粒测试种子有95粒发芽，则发芽率为95%
种质	系指农作物亲代传递给子代的遗传物质，它往往存在于特定品种之中
干物质	是指有机体在60～90℃的恒温下，充分干燥，余下的有机物的重量，是衡量植物有机物积累、营养成分多寡的一个重要指标
轮作	在同一块田地上，有顺序地在季节间或年间轮换种植不同的作物或复种组合的一种种植方式
条播	播种的一种方法，把种子均匀地播成长条，行与行之间保持一定距离，且在行和行之间留有隆起，供农民走路、踩踏
墒	土壤适合种子发芽和作物生长的湿度
墒情	作物耕层土壤中含水量多寡的情况
点播	播种的一种方法。按一定距离进行开穴，每穴播入数粒种子，随即进行覆土或覆盖
打塘直播	指在云南的一种播种方式。塘距2～3m，塘深10～15cm，不宜过深，否则，旱季容易枯死
间作	指在同一田地上于同一生长期内，分行或分带相间种植两种或两种以上作物的种植方式
套作	在前季作物生长后期的株、行或畦间播种或栽植后季作物的种植方式。套作的两种或两种以上作物的共生期只占生育期的一小部分时间，是一种解决前后季作物间季节矛盾的复种方式
轮作	在同一块田地上，有顺序地在季节间或年间轮换种植不同的作物或复种组合的一种种植方式
株距	同一行中相邻的两个植株之间的距离
重茬	重茬也叫连作，是指在一块田地上连续栽种同一种作物
保墒	保持土壤的一定水分，以利农作物生长发育。其主要方法是耙地、中耕或增加地面覆盖物

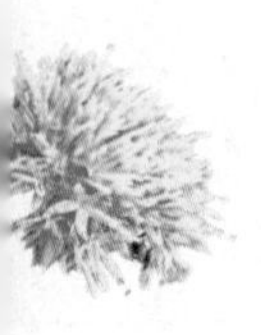

续表

名称	名称解释
本草	中药的统称，也指记载中药的书籍
道地药材	是指在一特定自然条件、生态环境的地域内所产的药材，因生产较为集中，栽培技术、采收、加工也都有一定的讲究，以致较同种药材在其他地区所产者品质佳、疗效好。道地，也就是地道，也即功效地道实在，确切可靠
药材商品规格	是指药材在流通过程中按照药材的洁净度、采收时间、生长期（即老嫩程度）、产地及药用部位形态等的不同来划分的，作为用于区分不同交易品类的依据
药材商品等级	是指在各药材商品规格下的药材，按加工部位、形态、表面特征、大小等性质要求，制定出若干标准，每一标准即为一个等级，作为用于区分中药材品质交易的依据
混伪品	是指与中药正品外形相似或地区习用，异物同名，但化学成分、性味功效等方面不同，不能作正品中药入药的中药品种
内毒性AHI	内毒素性急性肝损伤
转氨酶	催化氨基酸与酮酸之间氨基转移的一类酶。普遍存在于动物、植物组织和微生物中，心肌、脑、肝、肾等动物组织以及绿豆芽中含量较高
丙氨酸氨基转移酶	一种参与人体蛋白质新陈代谢的酶（相当于工业生产中的催化剂），起加快体内蛋白质氨基酸在体内转化的作用
柠檬黄	柠檬黄又称酒石黄、酸性淡黄、肼黄，为水溶性合成色素
自由基	化学上也称为“游离基”，是指化合物的分子在光热等外界条件下，共价键发生均裂而形成的具有不成对电子的原子或基团

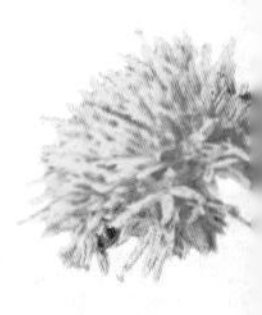